実践 身体活動学

木村 朗 著

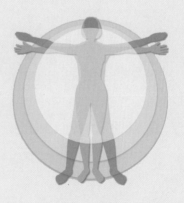

三共出版

　本書を亡き母，障害とともに生きる父に捧げるとともに，未熟な頃から身体活動に関する試みに協力をいただいた患者さんと，その家族の皆様，最後に，駆け出しの頃から，今日まで，ご指導いただいたすべての恩師，同僚，研究室の学生諸君，妻　幸子に感謝を込めて捧げます。

はじめに

　本書を手に取っていただいた読者のみなさんに，心から感謝いたします。

　人は，生まれてから死ぬまで，一生涯の中で，どのくらい動くものなのか？平均寿命と同じように平均生涯歩数っていくらなんだろうか？この単純な問いに答えられる研究は，あるようで存在しないように思います。本書は，これらの問いに加え，不幸にして，運動障害や動作の様式を示す人にとって，一般的に知られている方法では，実感とかけ離れた値になってしまうことを避ける方法について，筆者の経験や研究の成果を述べた前著「身体活動学入門」を下敷きに，情報技術の進歩を踏まえ，新たな知見を知っていただくことを目標としています。

　前著「身体活動学入門」同様に類書が見当たらないことから，その必要性がある時に，本書を手に取って見返すことで，役に立つことがあるでしょう。

　人は，生きるために食べ，動き，眠り，話し，聞く，…すなわち身体活動を行っています。健康と強く関連することが容易に想像できますが，あまり無意識に任せていると，運動不足になる人が少なくないのです。

　本書では，この身体活動のあらましから，その測定方法，身体活動測定の歴史，そして現在知られている理論について，ヘルス・サイエンスを学び実践しようとする人に向けて執筆しました。

　本書の利用方法について　15コマを当てる場合

　1章から10章は座学として10コマ分，11章から12章はそれぞれ座学と演習的内容について2コマ分を費やすこと，そして15コマ目には，実際に歩数や心拍数をスマホなどで測定し，身体活動量の見える化を経験して欲しいと思います。本書で学習された方は，どのくらい動けば健康になれるのか？という課題について考え，友人や先生と話し合ってみて下さい。

　また，本書が世に出るためには，並々ならぬお力をいただきました三共出版　秀島社長，校正を根気よく務めていただいた出版社の皆様の手が必要でした。ここに心から感謝申し上げます。

　　　2022年4月

　　　　　　　　　　　　　　　　　　　　　　　　　　　　　　　　　　　著　者

目　　　次

1　身体活動と運動のあらまし

   1-1　身体活動と運動 ································· 3

   1-2　臨床身体活動学の構造 ·························· 3

2　身体活動測定の歴史

   2-1　身体活動測定装置の始まり ···················· 7

   2-2　近代的身体活動測定装置の始まり ·············· 9

3　調査紙による身体活動量の測定

   3-1　質問紙法 ································· 12

   3-2　健康関連の身体活動測定用質問紙 ·············· 17

4　健康のために必要な身体活動量―子ども，青年，中年，高齢者―

   4-1　身体活動量の基準 ························· 21

   4-2　ライフステージ毎の身体活動量基準 ············· 25

5　生活習慣病と身体活動疫学

   5-1　生活習慣病に対する身体活動疫学 ··············· 36

   5-2　運動基準の変遷にみる運動のあり方 ············· 47

   5-3　身体活動疫学に基づく有効性 ·················· 53

6　アクティブトラッカーを用いた活動支援時の
チェックアウト

   6-1　歩数計を含むアクティブトラッカーのチェックアウト ··· 59

   6-2　厚生労働省による健康日本 21（2 次）で用いるように
作成されたパンフレット ···················· 61

7　身体活動を分析するための理論

   7-1　身体活動と保健行動理論 ···················· 68

   7-2　身体活動のバイオメカニクス ················· 75

   7-3　運動制御を理解するために必要な神経系の働き ········ 77

　　　7-4　アライメント（重心と体節の並び）······················ 78

　　　7-5　身体活動と運動学習 ·································· 79

　　　7-6　身体活動とエルゴノミクス ························· 81

8　身体活動データを用いるピリオダイゼーション

　　　8-1　ピリオダイゼーション ····························· 84

　　　8-2　トレーニングの時間構造 ························· 85

　　　8-3　時期区分 ······································ 85

　　　8-4　メゾサイクルの長さ：ロング・サイクル ············· 87

　　　8-5　メゾサイクルの長さ：ショート・サイクルとハーフ・

　　　　　　メゾサイクル ································· 88

　　　8-6　週内変動型モデル ···························· 88

　　　8-7　メゾサイクル内の強度と量の変動パターン ·············· 89

　　　8-8　日内変動パターン ···························· 89

　　　8-9　変化させるべきプログラム変数 ·················· 90

9　身体活動と栄養のヘルスリテラシー

　　　9-1　ヘルスリテラシー ······························· 92

　　　　　(1)　ヘルスリテラシーとは ························· 92

　　　　　(2)　ヘルスリテラシーの具体例としてのアイスクリーム

　　　　　　　テスト ································· 93

　　　　　(3)　ヒューリスティックとは ····················· 95

　　　　　(4)　ヘルスリテラシーと公衆衛生学におけるアウトカム

　　　　　　　の関係 ································· 95

　　　9-2　身体活動を支える栄養 ························· 96

　　　　　(1)　炭水化物と身体活動 ······················ 96

　　　　　(2)　脂質と身体活動 ························· 97

　　　　　(3)　たんぱく質と身体活動 ····················· 97

　　　　　(4)　ビタミンと身体活動 ······················ 98

　　　　　(5)　ミネラルと身体活動 ······················ 99

　　　　　(6)　水分と身体活動 ························· 100

　　　　　補足　標準的な推定エネルギー必要量と糖質制限食 ·········· 100

10　社会・文化・環境に秘められたリズムと歌と身体活動

　　　10-1　人に働きかけて身体活動を促すもの ················· 104

　　　　　(1)　強い運動負荷に耐える集団の知恵としての Work song

　　　　　　　からエアロビクスへ ····················· 104

(2) Work song の分類 ・・・・・・・・・・・・・・・・・・・・・・・・・・・・・・・・・・・・105

(3) イギリスにおける Work song の例・・・・・・・・・・・・・・・・・・・・・105

(4) ロシアにおける Work song の例・・・・・・・・・・・・・・・・・・・・・・・106

(5) 日本の Work song（仕事歌）の例 ・・・・・・・・・・・・・・・・・・107

(6) 長寿を誇った沖縄県の Work song の例 ・・・・・・・・・・・・・・109

(7) アフリカ系アメリカ民謡の中の Work song の例 ・・・・・・・109

10-2 唄の効用・・・110

(1) 拍子（リズム）とエアロビクスエクササイズの起源・・・・・110

(2) クーパーのエアロビクスの実際 ・・・・・・・・・・・・・・・・・・・・・・111

10-3 環境に働きかけて身体活動を促すもの ・・・・・・・・・・・・・・・・・114

(1) 健康都市づくりと身体活動・・・・・・・・・・・・・・・・・・・・・・・・・・・114

(2) シビリシティの存在と身体活動に及ぼす環境の効果・・・・・115

(3) 大宜味村の高齢者の身体活動の特徴 ・・・・・・・・・・・・・・・・・・116

11 肢位強度法に使えるウェラブルセンサー

11-1 特異的な動作の身体活動量の推定方法 - 肢位強度法
のあらまし・・・122

11-2 高齢片麻痺者の低活動性を示す身体活動量のカット
オフポイント ・・125

11-3 新しいアクティブトラッカーとしてのウェアラブル
センサー ・・126

11-4 ウェアラブルライフレコーダーによる生理学・運動
力学データ取得の実際・・・・・・・・・・・・・・・・・・・・・・・・・・・・・・・・・128

11-5 身体活動の定量化技術の将来・・・・・・・・・・・・・・・・・・・・・・・・・・131

12 身体活動支援・教育実践のための具体例

12-1 支援すべき身体活動 ・・・・・・・・・・・・・・・・・・・・・・・・・・・・・・・・・・132

12-2 支援すべき身体活動の対象 ・・・・・・・・・・・・・・・・・・・・・・・・・・・・133

12-3 身体活動支援の前に備えるべきもの・・・・・・・・・・・・・・・・・・・・133

12-4 身体不活動の予兆，生活不活発病チェック ・・・・・・・・・・・134

12-5 身体不活動の評価 ・・・・・・・・・・・・・・・・・・・・・・・・・・・・・・・・・・・・137

12-6 身体不活動の改善のための実践指導・・・・・・・・・・・・・・・・・・・138

12-7 高齢者の健康づくりのためのレクレーション活動や
軽スポーツ・・139

12-8 身体活動支援の効果判定 ・・・・・・・・・・・・・・・・・・・・・・・・・・・・・141

(1) 効果判定の実践例・・・・・・・・・・・・・・・・・・・・・・・・・・・・・・・・・・・・141

(2) 身体不活動性の計数化の実践例 ・・・・・・・・・・・・・・・・・・・・・142

（3）　PCI を用いた身体不活動性の判定 ·······················142

（4）　判定後の方針決定······································143

補足　身体活動の機序理論の完成を目指す ···················144

付　　録

　1　身体活動量測定ツールの使い方 ·······················147

　2　PIPA シート（肢位強度式身体活動量測定方法）·········149

索　　引···151

あとがき···153

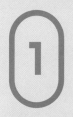

身体活動と運動のあらまし

　身体活動，そして身体活動量の定義について考えてみよう。

　身体活動の直観的理解のために具体的な思考実験をしてみよう。我々は普段何気なく，立ったり，歩いたりして身の周りの出来事を行っている。この何気ない出来事をもう一人の自分が冷静に観察することを考えてみよう。自分自身が，ある空間をある時間の中で，足を地面につけたり，腰を下ろしたり，寝そべったりしている動画の登場人物になっていることを想像してみよう。それをビデオで撮影して，再生してみよう。

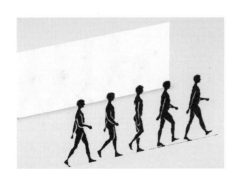

　この動画は1秒24コマ程度に分割されると，人間にとってすべて連続して，自然に感じられる。60コマ以上に分割されると，いわゆるスローモーションとして，いわば不自然な，人工的な感じを受けるだろう。しかし，細かい関節の1つ1つの動きを調べるのには，この時間の細かい分割再生が役に立つ。このような機械的に優れた動画の分解能のより細かい時間で生じる出来事を追求する事とは別に，人間の感性，もしくは特性に基づき，自然に感じる時間の分割の範囲を見つけ，その範囲と快適さ，自然と感じる刺激の程度の身体活動を追求する学問がエルゴノミクスであり，これらの知識を生かし，人間の誕生から死に至る生涯にわたる健康問題の解決，健康状態の支援を身体活動の側面から研究するのが生涯身体活動学である。

　人間の動作と心理的（感覚認知的）な要因をかけあわせたもの，「動機と動作」を掛け合わせた情報のことすなわち動作の遂行が本人の意志に

よって成立するものを意識的身体活動という。人間が動作を行うとき，無意識に目的が設定され，動作の帰結を予想しないにも関わらず成立するものを人間の無意識的身体活動という。

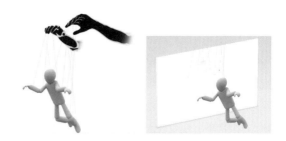

　ここで，動作を行う行動の意志は客観的に測定できないとする立場から，主として動作を機械的に扱う学問がバイオメカニクスであり，心理的な情報と掛け合わせて解明・応用する学問がヒューマンファクターといわれるものである。したがって，身体活動の原理追求および応用展開にはバイオメカニクスだけではなくエルゴノミクス・ヒューマンファクターの両者が基礎として必要になる。

　また，人間は必ず社会環境の中で生きていることから，身体活動の知識は社会の中の人間が原因となって引き起こされる課題と自然災害などによって引き起こされる問題の両者において生かすことができる。

　人と機械，そして取り巻く環境の3者の関連性を調べることによって保健・医療・リハビリテーション・産業など人間由来の問題解決や好ましい状態（理想の状態）のあり方を追求することができる。身体活動はこのように健康や人間による社会の生産性の向上，疲労や人間ゆえの生理認知的誤り（ヒューマンエラー）の回避に役立てることが期待される。これが身体活動が人間の生涯にわたる健康追求に欠かせない理由である。

　身体活動を定量的に測定したものが，身体活動量である。動作の定量化を目指す，身体活動を力の変化を伴うものとする方法（物理学的接近）と考え方は，数歩計（いわゆる万歩計）を誕生させたと考えられる。

　一方で同じく動作の定量化を目指すものとして，身体活動量を身体活動を力の変化を引き起こしている産生物の変化を測定することで，測定する方法として，生物学的・化学的接近を行う，カロリメトリーといわれる栄養学や生理学が追求してきた考え方がある。

1980 年以前はオーストラリアや北米において体力，運動，身体活動など，言葉の定義が定着するまで，さまざまな考え方が錯綜し，体育学や医学，保健医療学において混乱してきた。しかし，身体活動科学者である Caspersen による身体活動概念の研究以後，"身体活動" が臨床疫学的研究の対象になる機会が増えたと，同じく身体活動科学者の Sallis は指摘している。「身体活動」が誰にとっても重要であることが明らかになるにつれ，身体活動科学者は社会的に強い影響力を持ち，身体活動を保証する環境づくりのための政策を提言するに至っている。

1-1　身体活動と運動

　身体活動とは，身体活動（physical activity：PA）は「エネルギーの消費を生じさせ，骨格筋によってなされるあらゆる身体的な動き」と Caspersen らは定義している。

　身体活動の定義では，運動とは「1 つ以上の体力要素を改善，または維持するために行なわれ，計画され，構造化され，そして繰り返し行なわれる身体的な動き」とされる。すなわち，身体活動の部分集合になる。身体活動と運動の明確な区別は，意図的な体力の改善やスポーツなど，または運動療法など，その意図した身体の動きが，その意図によって再現できる性質を持っているのが，「運動」であり，「身体活動」は意識的な動き，無意識的な動きの両者を含めたものである*。

　「運動」が明確な目的がある身体活動の 1 つ（部分）とすると，「身体活動」は意識的な動きとしての運動や余暇活動に加え，無意識的な動きの両者を含めたものである。さらに意識下（自動的）身体活動と生命維持のための身体活動を独立させて身体活動の構成を再定義することで，安静として区別されてきた人間の生活時間において睡眠時の体動なども含めて分離できない行為を身体活動の中に取り込むことができる。

1-2　臨床身体活動学の構造

　一定の時間内の身体活動を，詳細に記録し何らかの量的な表現が可能となったものが身体活動量である。身体活動量は「一定の期間における身体活動の総量」である。生きている限り，栄養を摂取して，安静時から運動時を含む，すべての生体内部の代謝で産生する熱量に等しい，24 時間のエネルギー消費量とほぼ同じと考えられる。臨床身体活動学は時

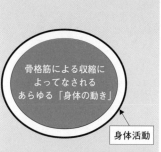

図 1-1　エネルギーの消費を伴う四肢や体幹の動きを伴う場合や，静止した姿勢を保つ場合も身体活動

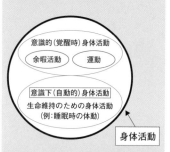

図 1-2　「運動」が明確な目的がある身体活動と定義すると，「身体活動」は意識的な動きとしての運動や余暇活動に加え，無意識的な動きの両者を含めたことを表している。

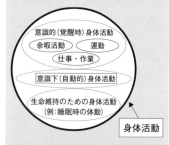

図 1-3　「身体活動」は意識的な動きとしての運動や余暇活動に加え，意識下（自動的）身体活動と生身維持のための身体活動が独立しているとするモデルを示している。

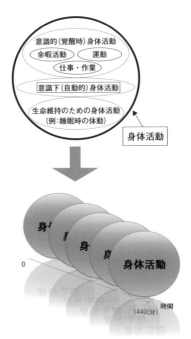

図1-4　身体活動量はこの身体活動をその継続時間のすべてを足し合わせたもの（積分したもの）

間を基準に，**すべての身体活動量を分母に，特異的な身体活動，運動を分子においた構造モデルを用いて，そのモデルから得られた影響が健康事象等に及ぼす程度を明らかにすることを追及する。**身体活動量には時間の概念が含まれている。時間の制約がないと，総量を求めることができない。臨床身体活動モデルを用いることで，特異的な身体活動や運動の時間当たりの効果を比較することが容易になる。

日本の厚生労働省が定期的に示す国民の栄養所要量で使用されている「身体活動の量」は，一定の期間における身体活動に要した熱量を表している。研究者によって安静時の代謝熱量と区別して運動時の代謝熱量のことを身体活動量と表現する場合がある。その場合，安静時の身体活動量を含めた表現は単に「活動量」と表現されることがある。

本書では，特に断りがない限り，24時間におけるすべての身体活動の総量を身体活動量と表す。

また，安静時代謝量（METs），成人男性60 kgの人の安静座位のエネルギー消費量として呼気ガス中の酸素摂取量 3.5 mL/kg/分の倍数で作業強度を表現することがあり，その場合には相対的身体活動強度もしくは相対的作業度と表現する。

4

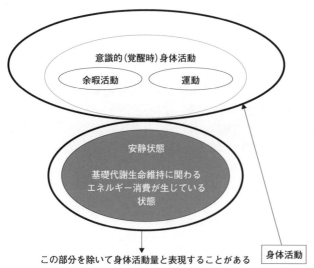

この部分を除いて身体活動量と表現することがある

身体活動

図 1-5 安静時の代謝熱量と区別して運動時の代謝熱量のことを身体活動量と表現する場合

身体活動量は，対象者が多い場合には調査票を用いて調査される。成人用の測定法は数多くあり，一部に関してはその信頼性および妥当性が証明されている。機械式・電気的活動モニタや心拍モニタ，ウェアラブル（ビデオ）カメラは，自己報告に代わる測定法であり，生活習慣病などの身体活動の指導を立案する時に有用である。しかし，活動モニタにも心拍モニタにも欠点はある。

いずれは身体活動のパターンの測定について高い正確性を有した測定方法ができることが期待されている。今後は，それらを用いて介入の効果判定，すなわち EBM に用いることが求められる。最も正確とされる二重ラベル水*はコストがかかるが，エネルギー消費量に関しては非常に正確性の高い測定方法である。

しかし，身体活動のパターンに関しては何のデータも得られない。今後は，行動記録・観察によって身体活動の質を（例えば，姿勢の要素と運動強度の要素による組み合わせから，エネルギー消費量を求める方法など）記述しうる方法によって得られた身体活動量とのテストバッテリーによる病態との関連性や健康度との関連性を探ることが重要である。

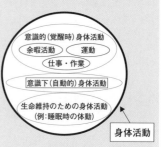

図 1-6 我々が提唱する身体活動モデル（以下 身体活動は，このモデルを用いて記述される）

*二重ラベル水とは，二重標識水法と表されるエネルギー代謝量を間接的に測定する方法のこと。
　二重標識水という放射性元素をつけた水を生体に投与し，体内での標識の希釈速度からエネルギー代謝量を求めるもの。炭水化物と脂肪が体内で燃焼した場合，生成する水と二酸化炭素の比率が異なることを利用するもので，身体活動の制約が少ないことが長所とされる。

文　献

1) Ainsworth BE. Montoye J. *et al*. Methods of assessing physical activity during leisure and work. InC. Physical activity. Fitness. and health. Champaign. IL. Human Kinetics. pp. 146-159. 1994.
2) Montoye HJ. Kemper HC. *et al*. Measuring physical activity and enerendi-

ture. Champaign. IL Human Kinetics. pp. 3-130. 1996.

3) Montoye HJ *et al.* Collection of physical activity questionnaires for health related research. Medicine and science in sports and exercise, 29 (Suppl 6). Sl—S205. 1997.

4) Sallis JF. Nevile Owen. Physical Activity & Behavioral Medicine. Sage Publication. Inc. pp. 1-64. 1999.

5) 木村朗，姿勢，作業強度，時間の組み合わせに基づき一日の身体活動量を推定する方法の開発と青年集団における妥当性，理学療法学 31 (3)，pp. 147-154. 2004.

6) Kimura A, Tajima M. The Examination of The Quantificaion Method of the Physical Activity of the Cerebrovascular Handicapped Person by Wearablecamera. WCPT2015. absutract.

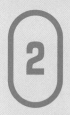

身体活動測定の歴史

　ここでは，身体活動測定の歴史について，日本だけでなく外国の状況についても学んでおこう。身体活動量を何故，測定しなければならなかったのか，その謎を探ることで，健康に限らず，人間のさまざまな活動において，人の動きの定量化が学問のみならず，産業面からも求められることを知っておこう。

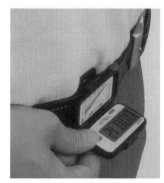

歩数計を覗いていた時代のワンショット

2-1　身体活動測定装置の始まり

　身体活動測定の歴史は，歩数計（pedometer，ペドメーター＊）の歴史と重なることから，ペドメーターの歴史を述べる。

　Oxford の辞書によると，pedometer は

"An instrument for estimating the distance travelled on foot by recording the number of steps taken."

「距離を推定するための器具は，歩数を数え記録することによって，歩いた距離を表した。」

　そして，その起源は

"Early 18th century：from French pédomètre, from Latin pes, ped-'foot'. Words that rhyme with pedometer."

「18 世紀初頭：ラテン語で‘足’を表す pes, ped と，フランス語で歩数を表す pédomètre の韻を踏んで用いられた」と示されている。

＊歩数計（ほすうけい）は，歩数を数える機械のことである。日本語で言うところの"万歩計"は山佐時計計器株式会社（YAMASA）の登録商標である。英語では「ペドメーター」と呼ぶ。

7

機械的な動きの定量化は，動きをエネルギーと同等に見做すと，その変換によって数値化できる。

日本の知られざる機械工学の研究者にして権威の浅川権八郎が，1912年に刊行した『機械の素』には序説に機械使用の目的が示されている。同書によれば，「機器を使用する目的は，所要の運動を得るためか，または力を変えるためにある。機械は動力を作り出すものではなく，単に動力の状態を変化させるものとしている。自然エネルギーを機械的動力に代える場合に用いられ，小さい力を大きい力に，不規則な運動を整然とした運動または特殊な運動に，遅い運動を速い運動に，あるいはその逆にそれぞれ変換したい場合に用いられる」とある。

そして，機械に与えられたエネルギーは実際にはその一部分が有効仕事をし，残りの部分が無効仕事をする。すなわち「供給されたエネルギー＝有効仕事＋無効仕事」である。無効仕事は摩擦無効仕事または振動・衝撃などである，としている。

朝比奈貞一は，このように人間が機械に与えたエネルギーを機械によって数値化することを世界で最初に考案したのはレオナルドダビンチ（1452-1519）と記している。

しかし，考案（考案図が現存）したが作成はしなかった（には至らなかった）という。

1712年にHautefeuille（仏）によって人類史上初めて歩数計の実物の作成に成功したのが最古とされる。

1780年，実用的な歩数計がスイスの時計師・アブラアン＝ルイ・ペルレ（Abraham-Louis Perrelet）によって作られたという記録がある。

日本では，それを参考に平賀源内が量程器を作成した（1755）という記録がある。その後，伊能忠孝（1745-1818）が量程器を全国の測量に用いたという。この時期，飛脚時計という振り子を内蔵した，飛脚の歩数を振り子の揺れで検出して歯車を回転させ，表示させるものが存在した。

内蔵の振り子が揺れると，歯車が回転して，歩数を記録するというものであった。

しかし，明治になるとこれらの量程器は作成が中止されたという報告がある。江戸時代のものは円形または卵形で大きさは大型の懐中時計位であったとされる。

近代的に，万歩計をもっとも大規模に使用したのはロシアとされる。

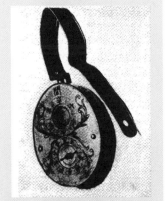

図2-1　平賀源内による歩数計（量程器）
（出典　朝比奈貞一，『化学者の日誌』1972.）

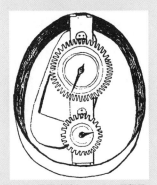

図2-2　飛脚時計といわれる量程器
（出典　名和弓雄，『忍びの武器』1967.）

その後，歩数計は全世界に普及した。

現在の歩数計のルーツは，1963年に端を発している。加藤二郎（1957年創業の山佐時計計器株式会社，工業計器の製造販売）と東京クリニック院長，大矢巌医師がウォーキングによる健康法の推進活動を行い，大矢氏が歩数計の誕生を熱望していたことから大矢氏に共感した加藤氏が開発に着手した。

1965年には，第一号万歩計「万歩メーター」が発売された。万歩計は山佐の登録商標となり，現代のすべての機械式歩数計は，トーマス・ジェファーソンによって後のアメリカ人にも紹介された。

運動不足解消のために必要な歩行量を考慮して，その充足度を調べる機械として開発された。ここにアクティブトラッカーの原点を見ることができる。

2-2　近代的身体活動測定装置の始まり

最初は直感から1万歩を想定していたことから万歩計と命名され，実際にデータが集積されるにつれ，1万歩の目安の正当性＊が証明されたと言われている。

万歩計は，その後機械式から電子式（圧電方式）を利用する方式に変化し，加速度センサーが小型軽量化，さらに大量生産による安価な供給が可能になったことから普及していった。

単軸加速度センサーを利用した万歩計として，2000年代以降，もっとも世界で用いられているのはYAMASA（山佐）のpedometerである。

さらに，ITの進歩によって2000年以降，力学的身体活動計は3軸加速度センサーを搭載し，身体運動の立体的トラッキングが容易かつ安価にできるようになった。

身体活動測定は，当初，歩いた距離の長さを知る方法として歩数計が利用されたことにルーツが見いだせる。その後，労働負荷の量を測定する目的で用いられた。やがて，自己健康管理の道具として，身体活動量を測定するために用いられるようになった。そして，現在，ウェアラブル装置に内蔵される加速度や磁気，センサーから，生体機能情報，位置情報まで視覚化されるようになった。これらの技術は急速に進歩していることから，次章で最新情報に触れておきたい。

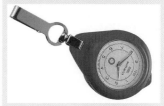

図2-3　万歩メーター
（出典 http://www.yamasa-tokei.co.jp/top_category/history2.html（2015.4.15））

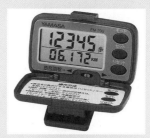

図2-4　YAMASAのpedometer
http://www.yamasa-tokei.co.jp/top_category/history2.html（2015.4.15）

＊現在では，健康保持に適切な運動習慣の量が約286 kcal/day（2000 kcal/week）とされる。一方，1万歩いた時のエネルギー消費量＝300〜330 kcalと近似される。

この名前は所蔵者坂出市郷土博物館の歩数計（今日の流行語なら万歩計，ただし量程器には歩数でなく歩行距離が目盛ってある）に与えられたものとされる。量程の語は伊能忠敬がやはり距離測定に使った量程車（中国における歴史は古い）にも与えられているが，これは牽いて進む車輪の回転数から距離を求めたもので万歩計とは違うものとされる。

万歩計を量程器と呼ぶのはこの源内が作成したものだけで，名和弓雄は飛脚時計，歩時計（ただし時を測る時計ではない），歩行計の名称があったと報告している。

朝比奈は，第一次世界大戦から第二次世界大戦の間に勃発したシナ事変（満州事変）中，星で方角を知る法という小冊子と歩数計とを贈ることにしていたという。しかし，国産の歩数計は当時販売されていなかったと記している。

戦後，万歩運動につれて歩数計が万歩計の名で製作販売されるようになったとされるが，その前に自衛隊の註文によって量産納入した業者がいたという話がある。平井春夫の収蔵コレクション中の古い品を模していた可能性があるとされる。

江戸時代の歩数計は，大きく分けて2種類ある。

1つは，水平振子が内蔵され，水平方向に振るときに振動するもの，2つ目は，上下に振るときだけ振動し垂直振子を内蔵し左右に振動するものがある。

1個は卵形（振動は上下），裏に巻芯のようなものが鍵穴を通して見られ附属の捲鍵で帰零するらしい。他の1個も卵形（振動の上下か左右かは不明）・多くは里，町，間の目盛りがあり，朝比奈が調べた江戸時代の歩数計はすべて最高10里まで目盛ってあったとされる。彼の説によれば，これは当時1日間の行程の限界を示すものか，または内部機構の歯車輪列の関係であろうということである。

また忍びの武器に紹介している飛脚時計は片面が町と間の目盛りで他の片面に里の目盛りがあり，他の歩数計は平賀源内の量程器と同じく片面に町と里，他の片面に間の目盛りがしてある。平賀源内の量定器が江戸時代の歩数計の原型になっているという主張は，このような構造とデザインの類似性が根拠とされる。

1780年，Luis Recordonがイギリスで特許を受けたのは歩数計の原理を使ったものという説もあり，歩数計を自動捲懐中時計の一部分と主張する人がいる。

動きにあわせて振動する振動振子の球儀（垂揺球儀）が，伊能家には2個あったとされる。大正時代には，伊能思敬遺書並遺品として，佐原市（千葉県）において忠敬の垂揺球儀の指針の中の1本と振子が存在したという記録が残っているが，今は存在しない。

引用文献

1）朝比奈貞一，『化学者の日誌』．学生社（1973）p. 83.

2）名和弓雄，『忍びの武器』．人物往来社（1967）pp. 239-242.

参考文献

1）朝比奈貞一．平賀源内の量程器（万歩計）：万歩計の歴史に寄せて．フェリ
　　ス女学院大学紀要 7. 1972.

2）http://www.yamasa-tokei.co.jp/top_category/history2.html（2017. 4. 15）

3）朝比奈貞一，伊能忠敬の時計―重文の指定に誤り，朝日新聞，昭和42年2
　　月12日夕刊

4）The Oxford English Dictionary. Vol. 7, pp. 610-611. 1961.

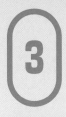

調査紙による身体活動量の測定

　実際に生じている身体活動を知る方法として歩数計や筋力テストがあるが，聞き取りによるアンケート法も存在する。この方法の優位なところは，すでに過去の身体活動について，記憶を利用することで，おおよその推定ができる点にある。種々の方法があることを知っておこう。

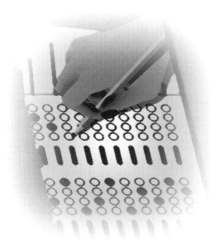

マークシートの記載

3-1　質問紙法

　身体活動量の測定は古典的には数歩計と質問紙が用いられてきた。ここでは，多くの研究が取り上げている質問紙法を時系列に並べ，その特徴をみてみよう。

(1) British Civil Servant questionnaire

　身体活動研究の端緒ともなった質問紙である。1967 年に Yasin らが英国の男性上級公務員を対象として身体活動量と心臓病を研究する際に開発した。インタビュー形式で過去 2 日間の 5 分間以上持続した行動を時間順に思い出させる方法で，約 1 時間かかる。職場の義務的な仕事以

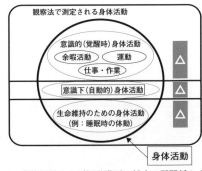

図 3-1　身体活動および行動識別に対する質問紙および観察法の守備範囲
（測定可能な領域を○，困難な部分を×とする，質問紙は広範な守備範囲を持つが，△で示す通り，客観性について歩数計や心拍数などによる方法に比べ，劣性にある）

外の全ての行動を思い出させる。運動強度により行動を 5 つのレベルに分類，読書，テレビを見るは 1 点，テニス，水泳のようなスポーツは 5 点など）し，スコア化する。1 時間で，最高 60 点になる。この思い出しに加えて，自己評価もしてもらう（5 段階）。この手法は 117 名の 40～54 歳の上級官吏を対象にパイロットスタディをし，4 回検討された（計 8 日間）。この方法の妥当性については，32 名を対象にスコアと 1 週間食事調査結果および皮下脂肪厚との関連性が検討された。スコアと摂取カロリーの相関は有意ではなかった（$r^* = 0.27$）が，皮下脂肪厚とはわずかだが有意だった（$r = 0.31$）。British Civil Servant questionnaire で評価した身体活動量は冠動脈疾患の発生率や安静時心電図異常と有意な関連を認めた。しかし，これらの研究は，Yasin らによる妥当性研究の時のようなインタビュー形式ではなく，自己評価方式によりデータが収集されている。Morris らは英国の男性上級公務員で 40 から 64 歳の 167,882 名を対象に週末日（金曜・土曜の 2 日間）の身体活動量と冠動脈疾患の臨床症状の発生との関連について前向きに検討している。年齢とマッチして強い運動をしていると答えた人は，そうでない人に比べて 3 分の 1 のリスクであった。British Civil Servant questionnaire は信頼性，妥当性とも比較的良く検討されており，また疾患との関連も認められているが，利用に関してはいくつか問題点がある。つまり，① 5 分間隔の思い出しが困難であり，信頼性，妥当性があまりよくないこと，② データを収集して集計するのに時間がかかること，③ 短い時間の枠組みの調査は個人の典型的な身体活動量の型を反映してないかもしれないことなどである。

＊ r **とは**，調査紙法に見られる関連性を示す統計用語のこと。相関係数を表している。ふたつの事象か（因子）間に強い正の関係があるとき最大値 1 を示し，負の関係があるときは −1 を示す。全く関係がないときは 0 を示す。一般的に 0.3 以上あれば関係があると考える。

(2) Minnesota Leisure Time Activity questionnaire

この手法は過去12ヵ月間の63種の余暇活動について熟練したインタビュアーが20分間かけて質問する。それぞれの活動を，どのぐらいの時間，月何回，年何ヵ月行ったかを尋ねる。それらの身体活動について，活動強度指数（work metabolic rate/basal metabolic rate）に行動時間をかけ，全部を加算して，最終的に1日当たり余暇時間消費エネルギー量を算出する。また，低，中，高の3段階の強度における身体活動量も算出する。再現性は，活動全体の順位相関が$r=0.88$であり，良好な結果だった。妥当性に関する報告は，二重標識水法による消費エネルギー量との相関係数は$r=0.26$，携帯型加速度計による消費エネルギー量は$r=0.40$だった。MRFITでは42名の中年男性で仕事の日と休日にLarge-Scale Integrated Activity Monitorをつけてこの質問紙による身体活動量との関連を検討した。仕事日とは低い相関（$r=0.05$），休日とは有意な相関（$r=0.45$）を認めた。有酸素能力（トレッドミル時間）とは$r=0.52$で比較的良好な相関を認め，妥当性は支持されている。疾患や検査値との関連について，LeonらはMRFITに参加した約97,000名の男性について，7年間の冠動脈疾患および全死亡について余暇活動時間（分／年）および活動強度との関連を検討した。介入群，対照群とも冠動脈疾患死亡と初診時の身体活動の持続の間に有意な負の関連を認めた。様々な疫学研究に用いられてきたが，調査に時間がかかるのが難点である。

(3) Harvard Alumni Activity Survey

最も有名な質問紙の1つで，大学卒業生の身体活動量と心発作の関連を検討するためにPaffenbargerらにより作成された。自己記入式で，過去1週間に行った身体活動のタイプと行動時間が尋ねられ，手紙で報告する方式になっている。日常生活の身体活動は被調査者の間ではほぼ似かよっていると仮定し，社会階層の高い大学卒業生に特徴的と思われる身体活動を中心に報告する。階段を昇った回数，歩いた街のブロック数，および参加したスポーツ（種目および時間）が尋ねられる（当初は週当たり発汗回数も）。スポーツについては，高強度と低強度に2分類される。それぞれの活動について階段を1階分昇るのは4kcalに，街を1ブロック歩くのは8kcalに相当し，高強度スポーツは10kcal/min，低強度スポーツは5kcal/minとした値を用い，1週間分の余暇活動のエネルギー消費量（kcal）を推定した。Montoyeらによる妥当性の報告によれば，二重標識水法による消費エネルギー量との相関係数は$r=0.39$，携

帯型加速度計による消費エネルギー量との相関は様々だった（$r=0.03$ から 0.70）。他の指標を用いた妥当性に関する報告も様々である。

　一方，疾患との関連は疫学研究では確立されており，数々の重要な成果が得られている。この質問紙の長所は，短時間で完了する自己記入式であり，身体活動量の計算も楽なことである。

(4) Framingham questionnaire

　基本的にはインタビューによる把握である。身体活動指数は強さにより5分類（基礎代謝レベル（basal），座位，軽・中・重）し，それぞれの総計から算出される。basal が1点，中が5点で，重が1日24点になる。Garcia-Palmieri らは Puerto Rico Heart Health Study（2,585名の農村，67,208名の都市に住む45から65歳の男性が対象）で Framingham questionnaire の妥当性，信頼性の検討をし，冠動脈疾患との関連を示した。若い世代，農村，熟練を要さない仕事についている人の身体活動量が高い。より強い身体活動量を答えた人は安静時の心拍数が低い傾向を認めた。信頼性は2.5～3年間隔をあけて実施した3回の再調査で評価した結果，$r=0.30～0.59$ だったが，これは再調査までの期間を考慮すると妥当な結果と考えられる。なお，8.5年の追跡期間中の冠動脈疾患のリスクの独立した予測因子だった。また，Honolulu Heart Program Study でも利用され，10年のフォローで冠動脈疾患との関連を認めた。

(5) Lipid Research Clinics Prevalence Study and Coronary Primary Prevention

　Trial questionnaires LRC Prevalence study は，『Do you regularly Engage in strenuous exercise or hard physical labor?』という簡単な問診を利用している。もし『YES』なら続いて，『Do you exercise or laborat least three times per week?』これにより，非活動的，中等度に活動的，高度に活動的に3分類する。Haskell らはこの質問を用い，20歳以上の2,319名の男性，2,067名の女性を対象に調査した。その結果，どの世代でも男女とも強い運動を行っている人はそうでない人に比べて HDL・コレステロール値が高く，安静時心拍数が少なく，トレッドミル最大下運動負荷試験でも有酸素能力が高かった。なお，LRC Primary Prevention Trial では，仕事時・仕事以外で遂行する身体活動量の総量が同性同年齢の人と比べて多いか，を自己評価（5段階）させる問いを加えた。Gordon らは Type E の高リポタンパク血症にこの問診を利用

し，HDL・コレステロールが身体活動量の自己評価が増すにつれて上昇することを認めた。簡単な問診にも関わらず，リスクファクタだけでなく，有酸素能力と関連を認めた。

(6) Five-City Project questionnaire
　7日間の仕事，余暇，家事について身体活動量を思い出してもらう方法である。インタビュー形式で15–20分間で終了する。質問は睡眠とともに3段階の強度カテゴリー（中等度，強い，非常に強い）に費やした時間数を尋ねる。これらのカテゴリーに該当する一般的な行動内容はチャートに示されている。軽い身体活動に費やした時間は24時間から睡眠と先の3カテゴリーの時間合計を差し引いて求められる。睡眠（1MET）と4カテゴリー（それぞれ，1.5, 4, 6, 10 METS）の身体活動の強度についてのMETSから体重kg当たり1日エネルギー消費量が算出される。

(7) Baecke questionnaire
　20～32歳のオランダ人306名を対象に，16項目からなる簡単な質問紙が検討された。仕事中の身体活動量，余暇におけるスポーツによる身体活動量，余暇におけるスポーツ以外の身体活動量からなる。妥当性の証拠も一部報告されている。教育レベルは仕事のactivity indexと負の相関を認め（男性で$r=0.56$，女性で$r=0.25$），余暇のactivity indexと正の相関を認めた（男性で$r=0.38$，女性で$r=0.34$）。男性ではlean body massが仕事，スポーツのactivity indexとの間に正の相関を認めた。女性では上記の項目に関して相関を認めなかった。再現性はそれぞれ3つの項目で0.74から0.88だった。また，Baecke sport indexとHarvard Alumni Surveyの週当たりのスポーツのカロリーとの関連（$r=0.40$）を認めた。

(8) IPAQ（International Physical Activity questionnaire）
　WHOが公認している，全世界共通の身体活動の測定を行うものである。
　質問紙の内容は，被験者が日常生活の中でどのように身体活動を行っているか（どのように体を動かしているか）を調べるものである。平均的な1週間を考えさせ，その場合，被験者が1日にどのくらいの時間，体を動かしているのかを聞き取るものである。身体活動（体を動かすこと）とは，仕事での活動，通勤や買い物などいろいろな場所への移動，

16

家事や庭仕事，余暇時間の運動やレジャーなどのすべての身体的な活動を含んでいる。

　運動強度を，主観的に測定している。強い身体活動とは，身体的にきついと感じるような，かなり呼吸が乱れるような活動を意味している。中等度の身体活動とは，身体的にやや負荷がかかり，少し息がはずむような活動を意味している。このような聞き取り方をしている点が従来の質問紙法と異なっている。

3-2　健康関連の身体活動測定用質問紙

　A Collection of Physical Activity Questionnaires for Health-Related Research は，これまで研究や臨床活動に用いられてきた質問紙の種別を次に示す3種類に分類している。英文のタイトルのまま示すので，これまで示してきたものも含めて，たくさんの方法があることを知っておこう。

Section I. Physical Activity Questionnaires used in the General Population

・Aerobics Center Longitudinal Study Questionnaire

・Baecke Questionnaire of Habitual Physical Activity

・Bouchard Three-Day Physical Activity Record

・CARDIA Physical Activity History

・Framingham Physical Activity Index

・Godin Leisure-Time Exercise Questionnaire

・Health Insurance Plan of New York Activity Questionnaire

・Historical Leisure Activity Questionnaire

・The Physical Activity Questionnaires of the Kuopio Ischemic Heart Disease Study（KIHD）

　-KIHD Seven-Day Physical Activity Recall

　-KIHD 12・month Leisure-Time Physical Activity E 五 story

　-KIHD 24・Hour Total Physical Activity Record

　-KIHD Occupational Physical Activity Interview

・Lipid Research Clinics Questionnaire

・Minnesota Leisure-Time Physical Activity Questionnaire

・Modifiable Activity Questionnaire

・Modifiable Activity Questionnaire for Adolescents

- Paffenbarger Physical Activity Questionnaire
- Seven-Day Physical Activity Recall
- Stanford Usual Activity Questionnaire

Section II. Physical Activity Questionnaires for Older Adults
- Modified Baecke Questionnaire for Older Adults
- Physical Activity Scale for the Elderly
- YALE Physical Activity Survey
- Zutphen Physical Activity Questionnaire

Section III. Physical Activity Questionnaires Used in Major Population-Based Surveys
- Behavioral Risk Factor Surveillance System
- Canada Fitness Survey
- MONICA Optional Study of Physical Activity
- National Children and Youth Fitness Study I and II
- National Health Interview Survey
- National Health and Nutrition Examination Survey I, II, and III
- Youth Risk Behavior Survey

　聞き取りによるアンケート法を用いる方法は，すでに過去の身体活動について，記憶を利用することで，おおよその推定ができる点にある。対象者の身体活動歴を把握することが，思い出し法でできる事を覚えておきたい。

参考文献
1) Ainsworth BE, Haskell WL, Herrmann D, Meckes N, Bassett DRJr, Tudor-Locke C, Greer JL, Vezina J, Whitt-Glove rMC, Leon AS (2011): 2011Compendium of Physical Activities: a second update of codes and MET values. Med Sci Sports Exerc, 43, 1575-1581.
2) BlairSN, KohlHW 3rd, Paffenbarger RSJr, ClarkDG, CooperKH, GibbonsLW (1989): Physical fitness and all causemortality. A prospective study of healthy men and women. JAMA, 262, 2395-2401.
3) FraserSD, LockK (2010): Cycling for transport and public health: a systematic review of the effect of the environment on cycling. EurJPublicHealth, 8, 1-6.
4) 藤井聡, 谷口綾子 (2008) モビリティ・マネジメント入門—人と社会を中

心に据えた新しい交通戦略. 初版, 22-90, 学芸出版社, 京都.

5) GanpuleAA, Tanaka S, Ishikawa-Takata K, Tabata I (2007): Inter individual variability in sleeping metabolicrate in Japanese subjects. EurJClinNutr, 61, 1256-1261.

6) HeathGW, BrownsonRC, KrugerJ, MilesR, PowellKE, RamseyLT (2006): The effectiveness of urban design and landuse and transport policies and practicesto increase physical activity: asystematic review. JPhysActHealth, 3, S55-S76.

7) InoueS, IshiiK, KatsumuraT, MuraseN, OdagiriY, OhyaY, SallisJF, ShimomitsuT, TakamiyaT (2009): Association of physical activity and neighborhood en vironmentamong Japanese adults. PrevMed, 48, 321-325.

8) 井上茂, 大谷由美子, 小田切優子, 高宮朋子, 石井香織, 李廷秀, 下光輝一 (2009): 近隣歩行環境簡易質問紙日本語版 (ANEWS 日本語版) の信頼性. 体力科学, 58, 453-461.

9) IPAQ (International physical activity questionnaire). http://www.ipaq.ki.s (AccessedNovember2012).

10) 石井香織, 柴田愛, 岡浩一朗, 井上茂, 下光輝一 (2010): 日本人成人における活動的な通勤手段に関連する環境要因. 体力科学, 59, 215-224. (110)

11) 金本良嗣, 徳岡一幸 (2001): 日本の都市圏設定基準. CSISD is cussion Paper, 37, 1-16.

12) KoebnickC, WagnerK, ThieleckeF, MoesenederJ, HoehneA, FrankeA, MeyerH, GarciaAL, TrippoU, ZunftHJ (2005): Validation of asimplified physical activity record by doubly labeled water technique. Int J Obes, 29, 302-309.

13) 国土庁 (1998): 全国総合開発計画「21 世紀の国土のグランドデザイン」(平成 10 年 3 月).

14) 厚生労働省 (2006): 健康づくりのための運動指針 2006. 運動所要量・運動指針の策定検討会.

15) 厚生労働省 (2006): 平成 18 年国民生活基礎調査の概況.

16) LevineJA, MillerJM (2007): The energyexpenditure of usinga"walk-and-work" desk for office workers withobesity. BrJSportsMed, 41, 558-561.

17) 室町泰徳 (2008): 通勤者の交通手段選択と健康. 国際交通安全学会誌, 33, 35-41.

18) NambaH, YamaguchiY, YamadaY, TokushimaS, HatamotoY, SagayamaH, KimuraM, HigakiY, TanakaH (2012): Validation of web-based physical activity measurement systemsus in gdoubly labeled water. J Med InternetRes, 14, e123.

19) 難波秀行, 山口幸生, 武田典子 (2011): クルマ依存脱却に向けた公共交通・自転車利用の阻害要因―地方中核都市の住民を対象として―. 厚生の指標, 58, 13-20.

20) National Center for Health Statistics (2001): Healthy people 2000 finalr eview, Public Health Service. Hyatt sville Maryland.

21) NeilsonH, RobsonP, FriedenreichC, CsizmadiI (2008): Estimating activity energy expenditure: how validare physical activity questionnaires?AmJClinNutr, 87, 279-291.

22) NHK 放送文化研究所 (2010)：2010 年国民生活時間調査報告書（平成 23 年 2 月）.

23) 小川正行 (2003)：首都圏と地方都市のサラリーマンの運動量の差とその健康影響. 体育の科学, 53, 732-738.

24) PaffenbargerRSJr, HydeRT, WingAL, HsiehCC (1986): Physical activity, all-causemortality, and longevity of college alumni. NEnglJMed, 314, 605-613.

25) RhodesSD, BowieDA, HergenratherKC (2003): Collecting behavioural data using the world wide web: considerations for researchers. JEpidemiol CommunityHealth, 57, 68-73.

26) SaelensBE, HandyS (2008): Built environment correlates of walking: areview. MedSciSportsExerc, 40, S550-S56.

27) SallisJF, FloydMF, RodríguezDA, SaelensBE (2012): Role ofb uilt environments in physical activity, obesity, and cardio vascular disease. Circulation, 125, 729-737.

28) SasakawaSports Foundation (2010): The 2010S SF national sports-life survey. Sasakawa Sports Foundation, Tokyo.

29) 総務省統計局 (2007)：平成 19 年就業構造基本調査.

30) 総務省統計局 (2012)：平成 23 年通信利用動向調査.

31) 為本浩至 (2009)：肥満との戦い・社会システムの変革が必要. 肥満と糖尿病, 8, 921-923.

32) 田中茂穂 (2009)：メッツと基礎代謝. 体育の科学, 59, 657-663.

33) ThompsonWG, LevineJA (2011): Productivity of transcription is tsusing at read mill desk. Work, 40, 473-477.

34) 戸辺一之, 根本成之, 門脇孝 (2005)：インスリン抵抗性の分子機構. 日本臨牀, 63, 114-130.

35) WesterterpKR (2001): Pattern and intensity of physical activity. Nature, 410, 539.

36) WoodcockJ, EdwardsP, TonneC, ArmstrongBG, AshiruO, BanisterD, BeeversS, ChalabiZ, ChowdhuryZ, CohenA, FrancoOH, HainesA, HickmanR, LindsayG, MittalI, MohanD, TiwariG, WoodwardA, RobertsI (2009): Public health benefitsof strategies to reduce greenhouse gasemissions: urban land transport. Lancet, 374, 1930-1943

20

健康のために必要な身体活動量
─子ども，青年，中年，高齢者─

身体活動の量や質，継続時間や過去の記録に基づく測定方法から得られたデータを駆使することで，健康づくりに役立てる身体活動処方を考えることができる。健康状態との関連性において，理想的な身体活動の在り方を追求することは，ヘルスサイエンスの実践的課題となる。様々な集団の平均を目安とした，身体的または精神的健康状態が良好な範囲にとどまる身体活動量を必要運動所要量と言うことがある。栄養状態においては必要栄養所要量と言われるものであり，エネルギー消費量と摂取量の適切なバランスが健康状態の維持に役立つことは言うまでもない。ここでは，日本および諸外国における身体活動量の基準とともに，人間の一生涯における必要な身体活動量について，知っておこう。

4-1 身体活動量の基準（2013年 健康日本21（2次））

2008年4月から，国の新しい健康増進政策として，40歳以上の被保険者・被扶養者全員の健康診断および保健指導が義務化された。メタボリックシンドローム該当者および予備軍は，約2000万人と推定されており[*1]，厚生労働省が生活習慣病予防の運動施策として作成した「エクササイズガイド2006」[*2]を活用した，より効率的な保健指導ツールが求められている。

国立健康・栄養研究所に所属する，健康増進プログラム・田中茂穂エネルギー代謝プロジェクトリーダーにより通常歩行に加え，ゆっくりした歩行や速歩，ジョギングなど，また掃除，洗濯などのさまざまな生活活動を識別し，それぞれの活動量を正確に推定するアルゴリズムが開発された。このアルゴリズムによって生活の中で出現する身体活動の総和の影響を考察する研究者が増えたと思われる。

(1) 2013年の身体活動基準のあらまし
運動基準・運動指針の改定に関する検討会は，平成25年3月に新たな提言を示した。

(2) 2013年の身体活動基準設定の経緯

身体活動・運動分野における国民の健康づくりのための取組については，「健康づくりのための運動所要量」（平成元年）と「健康づくりのための運動指針」（平成5年）の策定を経て，平成18年に「健康づくりのための運動基準2006〜身体活動・運動・体力〜報告書」（以下「旧基準」という）および「健康づくりのための運動指針2006〜生活習慣病予防のために〜〈エクササイズガイド2006〉」（以下「旧指針」という）が策定されて現在に至る。

厚生労働省では，健康日本21（平成12〜24年度）に係る取組の一環として，旧基準および旧指針を活用して身体活動・運動に関する普及啓発などに取り組んできた。

旧基準などの策定から6年以上経過し，身体活動・運動に関する新たな科学的知見が蓄積されてきた。また，日本人の歩数の減少などが指摘されており，身体活動・運動の重要性について普及啓発を一層推進する必要がある。

こうした状況を踏まえ，平成25年度からの健康日本21（第二次）を推進する取組の一環として，厚生労働省健康局長のもと，本検討会を開催することとなった。なお，本検討会での議論は，平成22〜24年度厚生労働科学研究「健康づくりのための運動基準・運動指針改定ならびに普及・啓発に関する研究」（研究代表者：宮地元彦）におけるこれまでの研究成果が基盤となっている。

(3) 2013年の身体活動基準

健康日本21（第二次）においては，目標に健康寿命の延伸と健康格差の縮小を掲げ，ライフステージに応じた健康づくりを推進し，生活習慣病の重症化予防にも重点を置いた対策を行うこととしている。これを踏まえ，この新基準では，子どもから高齢者までの基準設定を検討し，生活習慣病患者やその予備群および生活機能低下者（以下「生活習慣病患者等」という。）における身体活動の在り方についても言及している。また，旧基準を国民向けに解説した「健康づくりのための運動指針2006（エクササイズガイド2006）」（以下「旧指針」という）の認知度を十分に高めることができなかったとの反省から，今般の改定では，利用者の視点に立って旧基準を見直し，普及啓発を強化することを重視した。さらに，運動のみならず，生活活動も含めた「身体活動」全体に着目することの重要性が国内外で高まっていることを踏まえ，新基準の名称を「運動基準」から「身体活動基準」に変更された。（参考URL http://

www.mhlw.go.jp/bunya/kenkou/kenkounippon21.html）

健康寿命の延伸と健康格差の縮小

　平均寿命の増加分を上回る健康寿命の増加, 都道府県格差の縮小を目標としている。

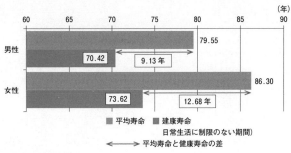

図 4-1　平均寿命と健康寿命の差
資料：平均寿命（平成 22 年）は, 厚生労働省「平成 22 年完全生命表」, 健康寿命（平成 22 年）は, 厚生労働科学研究費補助金「健康寿命における将来予測と生活習慣病対策の費用対効果に関する研究」

（4）　身体活動に関する国際的な動向

　健康課題としての身体活動（生活活動・運動）については, 国内外で活発に研究が行われており, その成果が国際的な枠組みや各国の施策に活用されている。特に近年, 身体活動不足が世界的に問題視されていることに注目する必要がある。国際的な動向としては次の 3 点が重要である。

1）WHO 健康のための身体活動に関する国際勧告

　WHO は, 高血圧（13%）, 喫煙（9%）, 高血糖（6%）に次いで, 身体活動不足（6%）を全世界の死亡に対する危険因子の第 4 位として位置づけており, 2010 年にその対策として「健康のための身体活動に関する国際勧告（Global recommendations on physical activity for health）」を発表した。この中で, 5〜17 歳, 18〜64 歳, 65 歳以上の各年齢群に対し, 有酸素性の身体活動の時間と強度に関する指針および筋骨格系の機能低下を防止するための運動の行うべき頻度などが示されている。

2）身体活動のトロント憲章

　2010（平成 22）年 5 月に開催された第 3 回国際身体活動公衆衛生会議（The 3rd International Congress of Physical Activity and Public Health）

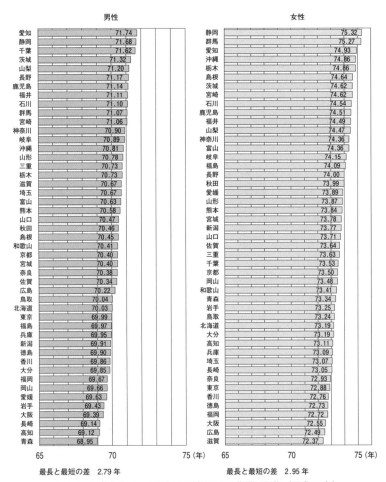

男性		女性	
愛知	71.74	静岡	75.32
静岡	71.68	群馬	75.27
千葉	71.62	愛知	74.93
茨城	71.32	沖縄	74.86
山梨	71.20	栃木	74.86
長野	71.17	島根	74.64
鹿児島	71.14	茨城	74.62
福井	71.11	宮崎	74.62
石川	71.10	石川	74.54
群馬	71.07	鹿児島	74.51
宮崎	71.06	福井	74.49
神奈川	70.90	山梨	74.47
岐阜	70.89	神奈川	74.36
沖縄	70.81	富山	74.36
山形	70.78	岐阜	74.15
三重	70.73	福島	74.09
栃木	70.73	長野	74.00
滋賀	70.67	秋田	73.99
埼玉	70.67	愛媛	73.89
富山	70.63	山形	73.87
熊本	70.58	熊本	73.84
山口	70.47	宮城	73.78
秋田	70.46	新潟	73.77
島根	70.45	山口	73.71
和歌山	70.41	佐賀	73.64
京都	70.40	三重	73.63
宮城	70.40	千葉	73.53
奈良	70.38	京都	73.50
佐賀	70.34	岡山	73.48
広島	70.22	和歌山	73.41
鳥取	70.04	青森	73.34
北海道	70.03	岩手	73.25
東京	69.99	鳥取	73.24
福島	69.97	北海道	73.19
兵庫	69.95	大分	73.19
新潟	69.91	高知	73.11
徳島	69.90	兵庫	73.09
香川	69.86	埼玉	73.07
大分	69.85	長崎	73.05
福岡	69.67	奈良	72.93
岡山	69.66	東京	72.88
愛媛	69.63	香川	72.76
岩手	69.43	徳島	72.73
大阪	69.39	福岡	72.72
長崎	69.14	大阪	72.55
高知	69.12	広島	72.49
青森	68.95	滋賀	72.37

最長と最短の差　2.79 年　　　　最長と最短の差　2.95 年

図 4-2　都道府県別　日常生活に制限のない期間の平均（平成 22 年）

資料：厚生労働科学研究費補助金「健康寿命における将来予測と生活習慣病対策の費用対効果に関する研究」

では，「身体活動のトロント憲章 2010（Toronto Charter for Physical Activity 2010）」として 9 つの指針と 4 つの行動領域が採択された。この指針では，科学的根拠に基づいた戦略を用い，身体活動への取組を巡る様々な格差を是正する分野横断的な取組が重要であること，身体活動の環境的・社会的な決定要因の改善に取り組む必要があること，子どもから高齢者までの生涯を通じたアプローチが求められることなどが示されている。一方，行動領域では，国としての政策や行動計画の策定・実行，身体活動に重点を置く方向でサービスや財源を見直すことなどが挙げられている。

3）The Lancet 身体活動特集号

　2012（平成 24）年 7 月，国際的な医学誌である The Lancet において身体活動特集号が発表された。この中では，世界の全死亡数の 9.4％は身体活動不足が原因で，その影響の大きさは肥満や喫煙に匹敵しており，世界的に「大流行している（pandemic な状態）」との認識が示された。こうした現状を踏まえ，身体活動不足への対策を世界的に推進する必要があると提言されている。

4）身体活動の目標・目標数値

　身体活動（生活活動・運動）に関する目標・目標数値としては

1　日常生活における歩数の増加（1,200〜1,500 歩の増加）
2　運動習慣者の割合の増加（約 10％増加）
3　住民が運動しやすいまちづくり・環境整備に取り組む自治体数の増加（47 都道府県とする）

の 3 点である。

　また，身体活動に関連する目標項目としては，「ロコモティブシンドローム（運動器症候群）を認知している国民の割合の増加（80％）」が挙げられる。ロコモティブシンドロームの予防の重要性が認知されれば，運動習慣の定着や食生活の改善などによる個々人の行動変容が期待でき，国民全体として運動器の健康が保たれ，介護が必要となる国民の割合が減少すると考えられることから，こうした目標を設定した。個人の生活習慣の改善と社会環境の改善の，両方のアプローチが必要であることを踏まえ，こうした目標が設定された。この他にも，足腰に痛みのある高齢者の割合を約 1 割減らすことなどを目標としており，国民の健康増進の総合的な推進を図るための基本的な方針（平成 24 年 7 月 10 日厚生労働省告示第 430 号）を示し，これらの目標を達成することを通じて健康寿命の延伸に寄与することが期待されている*。

*http://www.mhlw.go.jp/bunya/kenkou/dl/kenkounippon21_01.pdf
個人の健康づくりのための身体活動基準

4-2　ライフステージ毎の身体活動量基準

（1）18〜64 歳の身体活動量（日常生活で体を動かす量）の基準値

18〜64 歳の身体活動（生活活動・運動）の基準
強度が 3 メッツ以上の身体活動を 23 メッツ・時/週 20 分行う。

　具体的には，歩行またはそれと同等以上の強度の身体活動を毎日 60 分行う。

1) 科学的根拠

システマティックレビューで採択された33論文について，3メッツ以上の身体活動量と生活習慣病等，および生活機能低下のリスク低減との関係をメタ解析した結果によると，少なくとも6.6メッツ・時／週の身体活動量があれば，最も身体活動量が少ない群と比較して，リスクは14%低かった。日本人を対象とした3論文に限定してメタ解析を行ったところ，日本人の身体活動量の平均はおおむね15～20メッツ・時／週であるが，この身体活動量では生活習慣病等および生活機能低下のリスク低減の効果を統計学的に確認できなかった。一方，身体活動量が22.5メッツ・時／週より多い者では，生活習慣病等および生活機能低下のリスクが有意に低かった[*1]。

2) 基準設定の考え方

国内外の文献を含めたメタ解析の結果は，**身体活動量の基準は6.6メッツ・時／週以上であればよい**ことを示唆しているが，日本人を対象とした論文に限った結果では，生活習慣病等および生活機能低下のリスクの低減効果が示されるのは22.5メッツ・時／週より多い者であったため，この範囲で基準を設定することが適切と判断した。

旧基準では，国外の7論文のメタ解析結果から得られた基準値としては23メッツ・時/週を設定していた。今回のメタ解析の結果は，従来の23メッツ・時／週の値が最新の科学的知見，特に日本人を対象とした知見に照らしてもなお有効であることを示唆していると言える。平成18年以降，23メッツ・時／週という値が一定程度定着していると考えられることも踏まえ，引き続き23メッツ・時／週という基準を採用した。なお，国際的には，3～6メッツの身体活動を週に150分行うことが推奨されている。これは7.5～15メッツ・時／週に相当し，上記の科学的根拠ともほぼ合致する。それにも関わらず，この新基準で6.6メッツ・時／週を直ちに採用せず，日本人を対象とした文献に限定して基準値を設定した理由は，前述のとおり日本人の身体活動量の平均値がこれを既に上回っており，量反応関係[*2]においては，身体活動量が増えるほど，生活習慣病発症や死亡リスクがより減っていく傾向が認められたことにある。

20～64歳の1日における歩数の平均値を男性9,000歩，女性8,500歩とすることを目指している。3メッツ以上の強度の身体活動としての23メッツ・時／週は約6,000歩に相当し，3メッツ未満の（低強度で意識されない）日常の身体活動量に相当する2,000～4,000歩を加えると，

*1　20メッツ・時とは，運動強度の指数であるメッツに運動時間（hr）を乗じたものである。メッツ（metabolic equivalent：MET）とは，身体活動におけるエネルギー消費量を座位安静時代謝量（酸素摂取量で約3.5mL/kg/分に相当）で除したものである。酸素1.0リットルの消費を約5.0kcalのエネルギー消費と換算すると，1.0メッツ・時は体重70kgの場合は70kcal，60kgの場合は60kcalとなる。このように標準的な体格の場合，1.0メッツ・時は体重とほぼ同じエネルギー消費量となるため，メッツ・時が身体活動量を定量化する場合によく用いられる。旧基準および旧指針では，kcalで表したエネルギー消費量を算出するために，メッツ・時と体重（kg）と1.05の係数の積を用いていたが，アメリカスポーツ医学会を中心に，近年では計算の煩雑さをなくすために1.05の係数を用いないで算出して良いとされている。

*2　量反応関係とは，要因のレベルに応じて疾患リスクが一方向性に増加または減少することである。

8,000～10,000歩となることが明確であるためであるとされる。したがってこの基準は，健康日本21（第二次）の目標とも整合がとれたものとなっている。

【参　考】

「3メッツ以上の身体活動（歩行またはそれと同等以上の動き）」の例を示す。

〈生活活動〉

・普通歩行（3.0メッツ）

・犬の散歩をする（3.0メッツ）

・そうじをする（3.3メッツ）

・自転車に乗る（3.5～6.8メッツ）

・速歩きをする（4.3～5.0メッツ）

・子どもと活発に遊ぶ（5.8メッツ）

・農作業をする（7.8メッツ）

・階段を速く上る（8.8メッツ）

(2) 18～64歳の身体活動量（スポーツや体力づくり運動で体を動かす量）の基準値

18～64歳の運動の基準

強度が3メッツ以上の運動を4メッツ・時/週行う。
具体的には，息が弾み汗をかく程度の運動を毎週60分行う。

1）科学的根拠

システマティックレビューで採択された35論文について，運動量と生活習慣病等および生活機能低下のリスク低減との関係をメタ解析した結果によると，少なくとも2.9メッツ・時／週の運動量があれば，ほぼ運動習慣のない集団と比較して，リスクは12％低かった。

2）基準設定の考え方

国内外の文献を含めたメタ解析の結果は，運動量の基準は2.9メッツ・時／週以上であれば，生活習慣病等や生活機能低下のリスクを低減できることを示しており，この範囲で基準を設定することが適切と判断した。

旧基準における運動の基準値は4メッツ・時／週であった。

今回のメタ解析の結果は，従来の基準値が最新の科学的知見に照らしてもなお有効であることを示していると言える。2006（平成18）年以降，4メッツ・時／週という値が一定程度定着していることも踏まえ，引き続き4メッツ・時／週という基準を採用した。

【参　考】
「3メッツ以上の運動（息が弾み汗をかく程度の運動）」の例を示す。
- ・ボウリング，社交ダンス（3.0メッツ）
- ・自体重を使った軽い筋力トレーニング（3.5メッツ）
- ・ゴルフ（3.5〜4.3メッツ）
- ・ラジオ体操第一（4.0メッツ）
- ・卓球（4.0メッツ）
- ・ウォーキング（4.3メッツ）
- ・野球（5.0メッツ）
- ・ゆっくりとした平泳ぎ（5.3メッツ）
- ・バドミントン（5.5メッツ）
- ・バーベルやマシーンを使った強い筋力トレーニング（6.0メッツ）
- ・ゆっくりとしたジョギング（6.0メッツ）
- ・ハイキング（6.5メッツ）
- ・サッカー，スキー，スケート（7.0メッツ）
- ・テニスのシングルス（7.3メッツ）

(3)　体力（うち全身持久力）の基準
A．性・年代別の全身持久力の基準
表4-1に示す強度の運動を約3分以上継続できた場合，基準を満たすと評価できる。

表4-1　性・年代別　全身持久力の基準

年齢（歳）		
18〜39	男性	11.0メッツ（39 mL/kg/分）
40〜59	男性	10.0メッツ（35 mL/kg/分）
60〜69	男性	9.0メッツ（32 mL/kg/分）
18〜39	女性	9.5メッツ（33 mL/kg/分）
40〜59	女性	8.5メッツ（30 mL/kg/分）
60〜69	女性	7.5メッツ（26 mL/kg/分）

表中の（　）内は最大酸素摂取量を示す。

＊メッツとは，呼気に含まれる酸素ガス法を用いて運動強度を表す方法によって，安静時の強度を1としてその倍数で当該身体活動強度を表すものである。3.5 mL/kg/分で除した値の単位がメッツである。

1）科学的根拠

システマティックレビューで採択された44論文について，全身持久力と生活習慣病等および生活機能低下のリスク低減との関係をメタ解析などで分析した結果，日本人の性・年代別の平均以上の全身持久力を有する群は，最も全身持久力が乏しい群よりも生活習慣病等のリスクが約40％低かった。

2）基準設定の考え方

生活習慣病等および生活機能低下のリスクの低減効果を高めるためには，身体活動量を増やすだけでなく，適切な運動習慣の確立などを通して体力を向上させるような取組が必要である。体力の指標のうち，生活習慣病等の発症リスクの低減に寄与する可能性について十分な科学的根拠が示された指標は現時点で全身持久力のみである。

旧基準では，全身持久力の基準値を最大酸素摂取量（mL/kg/分）で提示していた。この新基準では，身体活動の強度との関係が理解しやすいよう，強度の指標である全身持久力とは，「できる限り長時間，一定の強度の身体活動・運動を維持できる能力である。一般的には粘り強く，疲労に抵抗してからだを動かし続ける能力」を意味する。

3分程度継続し疲労困ぱいに至るような運動中に最大酸素摂取量が観察されることが多く，その際の運動強度は全身持久力の指標となる。なお，これらの数字はあくまでも測定上の指標であり，望ましい運動量の目標値ではない点に注意する必要がある。

8メッツでも全身持久力の基準を表示することとされる。なお，mL/kg/分で表示される最大酸素摂取量の値が安静時酸素摂取量である。3.5 mL/kg/分で除した値の単位がメッツである。なお，旧基準では，20歳代から70歳代までの10歳毎の最大酸素摂取量基準値を示していたが，新基準では，参考となる文献数が不十分な年齢層があったため，基準値を示すのは10歳毎とはしなかった。

【参　考】

全身持久力に関する基準値の活用方法

○体力のアセスメント

10.0メッツの強度の運動，例えばランニングなら167 m/分（10 km/時）の速度で3分間以上継続できるのであれば，「少なくとも40〜59歳男性の基準値に相当する10.0メッツの全身持久力がある」と

言える。

○至適なトレーニング強度の設定

基準値の 50～75％の強度の運動を習慣的に（1 回 30 分以上，週 2 日以上）行うことで，安全かつ効果的に基準の全身持久力を達成・維持することができる。

例えば，50 歳の男性の場合，至適な強度の目安として 5 メッツ（＝10.0 メッツの 50％）を推奨することができる

(4) 65 歳以上の身体活動（生活活動・運動）の基準

強度を問わず，身体活動を 10 メッツ・時/週，行う。

具体的には，横になったままや座ったままにならなければどんな動きでもよいので，身体活動を毎日 40 分行う。

1) 科学的根拠

65 歳以上を対象とし，システマティックレビューで採択された 4 論文について，3 メッツ未満も含めた身体活動量と生活習慣病等および生活機能低下のリスクの低減との関係をメタ解析した結果によると，身体活動が 10 メッツ・時／週の群では，最も身体活動量の少ない群と比較して，リスクが 21％低かった。

2) 基準設定の考え方

旧基準では，70 歳以上の高齢者の基準は示していなかった。しかし，健康日本 21（第二次）で「ライフステージに応じた」健康づくりを重視し，高齢者の健康に関する目標設定を行っていることなどを踏まえ，新基準では高齢者に関する身体活動では強度を問わず，身体活動を 10 メッツ・時/週行うこととしている。

(5) 幼児期運動指針について

毎日 60 分以上楽しく体を動かすこと

文部科学省は平成 24 年 3 月に「幼児期運動指針」を策定し，「毎日 60 分以上楽しく体を動かすことが望ましい」としている。これは，3～6 歳の小学校就学前のこどもを対象にし，運動習慣の基盤づくりを通して，幼児期に必要な多様な動きの獲得や体力・運動能力の基礎を培うととも

に，様々な活動への意欲や社会性，創造性などを育むことを目指すものである。楽しくのびのびと体を動かす遊びを中心とすること，また，散歩や手伝いなど生活の中での様々な動きを含めること，身体活動の合計を毎日60分以上にすることが推奨されている。

(6)　学校体育における取組について

小学校，中学校，高等学校などの体育科・保健体育科については，平成20年1月の中央教育審議会答申で学習指導要領の改善が提言された。具体的には，「運動をするこどもとそうでないこどもの二極化」が認められること，「こどもの体力の低下傾向が依然深刻」であることなどの課題を踏まえ，「生涯にわたって健康を保持・増進し，豊かなスポーツライフを実現することを重視し改善を図る」ことが改善の基本方針として示された。この提言に基づく見直しの結果，小学校から高等学校にかけての発達の段階を踏まえた指導内容に体系化されている

特に，体力向上については，年間の体育の授業を通じて「体つくり運動」に取り組むことと，様々な運動を体験して次第に自身の好みに応じたスポーツを選択していくという展開を組み合わせることが重視されており，成人期の身体活動（生活活動・運動）の推進の方向性と合致したものであると考えられる。

○なお，小児期については，少年野球の投手などで肘関節痛の発症が有意に高くなることが報告されているなど，オーバーユース症候群*にも注意を要する。

*オーバーユース症候群とは，使い過ぎを原因としたスポーツ傷害のことである。あるスポーツに専門特化して，毎日ハードな練習で身体を酷使することにより生じる。

(6)　すべての世代に共通する方向性

身体活動量の方向性

> **全年齢層における身体活動（生活活動・運動）の考え方**
> 現在の身体活動量を，少しでも増やす。例えば，今より毎日10分ずつ長く歩くようにする。

1)　科学的根拠

システマティックレビューで採択された26論文について，身体活動量と生活習慣病等および生活機能低下のリスクとの量反応関係をメタ解析した結果によると，身体活動量が1メッツ・時／週増加するごとに，リスクが0.8%減少することが示唆された。これは，1日の身体活動量

の2～3分の増加によって0.8%，5分で1.6%，10分で3.2%のリスク低減が期待できると解釈できる。

2）考え方

　身体活動量には個人差が大きい。特に，現在の身体活動量が少ない人に対して，直ちに身体活動量23メッツ・時／週という基準を達成することを求めるのは現実的ではなく，身体活動に対する消極性を強めてしまう可能性もある。また，システマティックレビューの結果は，すでに身体活動量が基準を超えている場合であっても，さらに身体活動量を増加させることが望ましいことを意味している。

　そこで，新基準では，科学的根拠に基づく量反応関係を基準として明示することにより，個人差に配慮した考え方を示すこととした。さらに，身体活動（生活活動・運動）の中でも歩数は，多くの国民にとって日常的に測定・評価できる身体活動量の客観的指標であること，また，歩数の増加を健康日本21（第二次）の目標項目として設定していることなどを踏まえ，新基準では「例えば，今より毎日10分ずつ長く歩くようにする」と表現した。こうした考え方は，健康日本21（第二次）が目指す「日常生活における歩数の増加」と方向性を同じくするものである。

　なお，身体活動の最短持続時間や実践頻度については，例えば「1回の身体活動で20分以上継続しなければ効果がない」といった指摘があるが，これには科学的根拠が乏しい。ごく短い時間の積み重ねでよいので，個々人のライフスタイルに合わせて毎日身体活動に取り組むことが望ましい。

　身体活動の量や質，継続時間や過去の記録に基づく測定方法から得られたデータを駆使することで，健康づくりに役立てる身体活動処方が可能となる，さらに，これらの集団の値を参考にするとともに，個別性も考慮して個々人の状況に応じた身体活動処方を行う。

　2023年度以降の身体活動基準について　新たに座りっぱなしの予防，身体活動支援環境について記載された。
https://www.mhlw.go.jp/content/10904750/001140560.pdf を参照のこと。

引用文献

1）Tudor-Locke, Catrine（June2002）. "Taking Steps toward Increased Physical Activity: Using Pedometers to Measure and Motivate" (PDF). President's Council on Physical Fitness and Sports Research Digest, Washington, DC.

2) Dena M. Bravata, MD, MS (November21, 2007). "Using Pedometers to Increase PhysicalActivity and Improve Health". The Journal of the American Medical Association298 (19): 2296-304. doi: 10.1001/jama.298.19.2296. PMID18029834.

3) "Whatis10, 000Steps?". Accu Step10000. Retrieved16March2009.

4) Tudor-Locke C, Bassett DRJr (2004). "How many steps/days are enough? Pre liminary pedometer indices for public health." SportsMed34 (1): 1-8. doi: 10. 2165/00007256-200434010-00001. PMID14715035.

5) "The10,000stepschallenge". National Health Service. 11December2007. Retrieved16March2009.

6) Marshall SJ, Levy SS, Tudor-Locke CEetal. (2009). "Translating physical activity recommendations into a pedometer-based step goal" (PDF). Am J PrevMed.

7) Leonardo da Vinci (1938). Edward Mac Curdy, ed. The Notebooks of Leonardo DaVinci. New York: Reynal&Hitchcock. p. 166. ISBN0-9737837-3-7.

8) Gibbs-Smith (1978). Missing or empty |title= (help)

9) WolfML (1995). "Thomas Jefferson, AbrahamLincoln, LouisBrandeisandtheMysteryoftheUniverse" (PDF). BostonUniversityJournalofScience&TechnologyLaw1.

10) "Pedometers: Your mile age may vary". Interesting Thing of the Day. altconcepts. 14November2004. Retrieved16March2009.

11) Wilson DL, Stanton LCJ (1996). Thomas Jefferson Abroad. NewYork: ModernLibrary. ISBN0-679-60186-4.

12) DiersenSE&FransworthS. "Jefferson's Inventions". University of Virginia. Retrieved16March2009.

13) CatrineTudor-Locke (2003). ManpoKei: The Art and Science of Step Counting. Victoria, Canada: TraffordPublishing. ISBN1-55395-481-5.

14) WRonSutton, Mr. Pedometer, personally know all 3people involved

15) M. Jarabulus, S. Crouter, D. Bassett (2005). "Comparison of two waist-mounted and two ankle-mounted electroni cpedometers". European Journal of Applied Physiology95 (4): 335-43. doi: 10.1007/s00421-005-0018-3. PMID16132120.

16) SusanD. Vincent, CaraL. Sidman (2003). "Determining Measurement Errorin Digital Pedometers". Measurement in Physical Educationand ExerciseScience7 (1): 19-24. doi: 10.1207/S15327841MPEE0701_two.

17) CGRyan, PMGrant, WWTigbe, MHGranat (2006). "The validity and reliability of an ovelactivity monitor as a measure of walking". British Journal

of Sports Medicine40 (40): 779-784. doi: 10.1136/bjsm.2006. 027276. PMC2564393.PMID16825270.

18) iPodnano: Fitness. Meet your new personal trainer.". Apple Inc. Retrieved August4, 2012.

19) http://techstyles.com.au/fitbit-wireless-activity-tracker-review/sports-technology/

20) http://www.pokemon.co.jp/special/hgss/pokewalker/

21) 3DS ActivityLog". 3DSActivityLog. Retrieved27March2011.

22) http://www.nintendoworldreport.com/forums/index.php?topic=36664.0

23) http://www.pedometers.org/mp3-pedometer/

24) http://walking.about.com/od/Computer-Linked-Pedometers/fr/Tractivity.htm

25) http://developer.android.com/about/versions/kitkat.html#44-sensors

26) http://www.techradar.com/reviews/phones/mobile-phones/iphone-5s-1179315/review/6

27) 星川保，豊島進太郎，鬼頭伸和，松井秀治，出原鎌雄，国富猛（1986）：ペドメーター歩数と酸素摂取量との関係一中学校体育のバレーボール，サッカー，バスケットボール教材について一体育科学 14：7－14.

28) 加賀谷淳子（1972）：幼児の運動生活体育の科学 221386－391.

29) 北川薫，梅村義久，高見京太，石河利寛，山本高司（1991）：HRVo2 関係.式から推定した中学生の１日のエネルギー消費量とその問題点。体育科学 19：57-63.

30) 日本学校保健会＝平成６年度児童・生徒の健康状態サーベイランス事業報告（1996）：日本学校保健会編.

31) Richmond SA, Fukuchi, Ezzat A, Schneider K, Schneider, Emery CA. (2013): Are joint injury, sport activity, physical activity, obesity, or occupational activities predictors for osteoarthritis? A systematic review. J Orthop Sports Phys Ther. Aug; 43 (8): 515-B19.

32) UmpierreD, etal. (2011): Physical activity advice only or structured exercise training andassociation with HbA1c levels in type2 diabetes: a systematic review and meta-analysis. JAMA.; 305: 1790-9. PubMed

生活習慣病と身体活動疫学

　身体活動と対になる考え方が身体不活動（physical inactivity）である。生活習慣病として知られる高血圧，脂質異常症，糖尿病，肥満症などは，その予防や治療に適切な運動や身体活動が励行され，一方で，いかに身体不活動を防ぐかが合併症や重症化を防ぐものと期待されてきた。このような健康や疾病の発症に関わる要因を明らかにする疫学において，身体活動を扱う身体活動疫学によって，次第に身体活動の効果が示されている。ここでは，健康状態から病的な状態にある人々における身体活動と運動の在り方を効果のデータに基づいて考えてみよう。

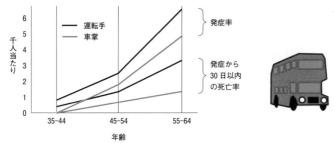

図 5-1　ロンドンバスの運転手と車掌の心臓病発症率と死亡率（Morris et al. Lancet 265（6796）: 1111-1120, 1953）
1953 年モーリス博士によって，ロンドンバスの運転手と車掌を比較した場合運転手のほうが心臓病による死亡リスクが高いことが Lancet に報告された。座りがちな職業では心臓病になりやすいことが示された。（図出典　日本疫学会　運動疫学 WG）

　日本疫学学会による身体活動の定義を確認しておこう

身体活動：安静よりもエネルギーを多く消費するすべての活動
運動：余暇時間に行うスポーツなど
生活活動：運動以外の身体活動
座位行動：座位および臥位で，あまりエネルギーを消費しない活動 　　　　　（睡眠時間は含まない）
活動的：国際的ガイドラインである週 150 分以上の身体活動を見たす 　　　　人を指す
不活動：ガイドラインを満たさない人を指す

注意 1：身体活動に対して，特に断りのない場合，本書では生命活動を継続するすべての骨格の収縮を要する活動という Casperson の定義を採用している。研究を遂行する場合には，日本疫学会の定義を採用するか否かを表明すること。国内外の研究の論文の解釈においても注意すべきである。当然一日当たりの身体活動量（エネルギー消費量）は前者の方が大きくなる。
注意 2：運動不足という言葉が不活動を指す場合と，運動習慣がない場合を指す場合があるので，注意して解釈すべきである。

運動習慣：日本では1回30分以上の軽く汗かく運動を週2回以上，1
年以上実施していること。

5-1　生活習慣病に対する身体活動疫学

（1）生活習慣病に対する身体活動の有益性

　不適切な食生活や身体活動不足などによって内臓脂肪が蓄積し，糖尿
病，高血圧，脂質異常症などの複数の生活習慣病を合併すると，全身の
血管の動脈硬化が徐々に進展し，重症化した結果として脳梗塞，心筋梗
塞，透析を要する腎症などに至るリスクが高まることが指摘されてい
る。

　身体活動量の増加や習慣的な有酸素性運動により，エネルギー消費量
が増加し，内臓脂肪と皮下脂肪がエネルギー源として利用され，腹囲や
体重が減少する。このような状態をメタボリックシンドロームといい，
生活習慣病の発症予防・重症化予防の観点から，地域や職域における健
診・保健指導を含めた保健事業において重視する必要がある。また，身
体活動は，骨格筋のインスリン抵抗性を改善し，血糖値を低下させる。
また，血管内皮機能，血流調節，動脈伸展性などを改善し，降圧効果が
得られる。さらに，骨格筋のリポプロテインリパーゼ（LPL）活性が増
大し，トリグリセリド（血中カイロミクロン，VLDLおよびそれらのレ
ムナントに多く含まれる）の分解を促進することによって，HDLコレ
ステロールが増加する。

　一方，肥満の有無を問わず，骨格筋量が減少することは，耐糖能異常
や糖尿病に進展するリスクを高める。したがって，非肥満者についても，
骨格筋を強化し筋量を増加させる筋力トレーニングによって，このリス
クを低減できる可能性がある。

　その他，身体活動の増加によって，虚血性心疾患，脳梗塞，悪性新生
物（乳がんや大腸がんなど）のリスクを低減できる可能性が示されてお
り，これらの疾病予防のためには，適切な身体活動を継続することが望
ましい。

　日本動脈硬化学会 P36-3914（2）生活習慣病患者などの身体活動に伴
う危険性，糖尿病，高血圧症，脂質異常症などに対する，身体活動（生
活活動・運動）の効果は明確である一方，心臓疾患や脳卒中あるいは腎
臓疾患などの重篤な合併症がある患者では，メリットよりも身体活動に

伴うリスクが大きくなる可能性がある。具体的なリスクとしては，過度な血圧上昇，不整脈，低血糖，血糖コントロールの悪化，変形性関節症の悪化，眼底出血などに加え，心不全，大動脈解離，脳卒中などの生命に関わる心血管事故があげられる。したがって，生活習慣病患者などが積極的に身体活動を行う際には，より安全性に配慮した指導が必要であることを踏まえ，合併症の有無やその種類に応じた留意点を確認して，運動に伴う心血管事故を予防するために，かかりつけの医師などに相談することが望ましい。保健指導の現場における具体的な対応については，次項（3）を参照されたい。

（2）生活習慣病患者等に推奨される身体活動量

生活習慣病患者等において身体活動（生活活動・運動）が不足している場合には，強度が3～6メッツの運動を10メッツ・時／週行うことが望ましいとされている。

具体的には，歩行またはそれと同等できついと感じない程度である。

〇日本糖尿病学会，日本高血圧学会，日本動脈硬化学会は，最新の治療ガイドラインにおいて，それぞれ糖尿病，高血圧症，脂質異常症の治療の1つとして運動療法を推奨している。それぞれの学会で表現は若干異なるが，おおむね1日30～60分の中強度の有酸素性運動を週3日以上実施することが各疾患の治療・改善に望ましいとしており，上記の記載はこれを踏まえたものである。

30～60分の運動を週3回以上行うこととなる。その際，運動の実施だけでなく，栄養・食生活の改善も合わせて行うことが重要である。また，安全に運動を実施するために，かかりつけの医師や保健指導の専門家と相談する。これらは2013年に公開された健康日本21にて広く国民に発信されが，2022年に見直す予定であったが，2023年まで延長された。2023年以降，改定点について注意し，指導・教育実践の参考とすべきである。

（3）保健指導の一環としての運動指導の可否を判断する際の留意事項

健診結果を踏まえてすぐに医療機関を受診する必要があると指摘された（すぐに受診を要するとされた）場合は，かかりつけの医師のもとで，食事や身体活動などに関す生活習慣の改善に取り組みつつ，必要に応じて薬物療法を受ける必要がある。ここでは，血糖・血圧・脂質のいずれかについて保健指導判定値以上（HDLコレステロール）（厚生労働省

「運動・身体活動を指導する際のリスクマネージメント」参照）である場合が該当する。

　日本糖尿病学会は糖尿病治療ガイド 2020 - 2021 で，有酸素運動は，中強度（最大心拍数の 50～60%，自覚的運動強度 11～12）で週に 150 分かそれ以上，週に 3 回以上，運動をしない日が 2 日間以上続かないように行い，レジスタンス運動は，連続しない日程で週 2～3 回行うことがそれぞれ勧められ，禁忌でなければ両方の運動を行う。
　日常の座位時間が長くならないようにして，軽い運動を合間に行うことが進められる。

としている。また，運動に慣れてきたら最大心拍数の 60～70%，自覚的運動強度 12～13 の導入を考慮することが示されている。
　身体活動について，食後 30 分おきに 3 分間の軽い有酸素運動を行うと食後高血糖が改善する報告もなされている。

　保健指導判定値以下であったがすぐには受診を要しないレベル（以下「保健指導レベル」という。）の対象者に対し，保健指導の一環として運動指導を行う際に保健指導実施者が留意すべき事項とその判断の手順が示されている。

【手順　1】
　対象者が現在，定期的に医療機関を受診しているかどうかを確認する。受診している場合には，健診結果を持参し，身体活動（生活活動・運動）に際しての注意や望ましい強度などについて，かかりつけの医師に相談するよう促す。

【手順　2】
　【手順1】で定期的に受診している医療機関がない場合，対象者に「身体活動のリスクに関するスクリーニングシート」をみるよう促し，身体活動に伴うリスクを確認する。対象者がこれらの項目に 1 項目でも該当した場合は，得られる効果よりも身体活動に伴うリスクが上回る可能性があることを伝え，積極的に身体活動に取り組む前に医療機関を受診するよう促す。

（参考）2006 年当時のもの：心拍数（脈拍数）による運動強度判定の目安を記載している。具体的には，50 歳未満の場合は 1 分間に 100～120 拍，50 歳以降の場合は 1 分間 100 拍以内に留めることとしている。

【手順　3】

【手順2】でスクリーニング項目のどの項目にも該当しない場合，対象者に「運動開始前のセルフチェックリスト」（参考資料5参照）について説明し，その内容を対象者が十分に理解したことを確認する。

【手順　4】

【手順3】で対象者が注意事項の内容を十分に理解したことを確認できれば，運動指導の実施を決定する。

(4) 保健指導の一環として運動指導を実施する際の留意事項

上記【手順3】を経て，実際に運動指導を開始する際には，運動指導単独ではなく，食事指導などと合わせて行う必要がある。特に肥満者の場合は，エネルギー調整に配慮し，参考資料6（p.57-58）の考え方を踏まえた計画を立て，対象者と保健指導実施者が計画を共有した上で保健指導に取り組むことが望ましい。

(5) 身体活動に安全に取組むための留意事項

身体活動（生活活動・運動）は，その取組み方が適切でなかった場合，様々な傷害を発生したり疾病を発症したりする可能性がある。なかでも生活習慣病患者などが身体活動に取組む場合は，健康な人と比較して整形外科的傷害や心血管事故に遭遇するリスクが高いため，その予防に留意する必要がある。具体的には，リスクについて対象者に十分な説明を行い，情報を共有してセルフチェックによる体調自己管理の必要性を対象者が十分に理解した上で身体活動に取組むことができるようにすることが重要である。特に，非肥満の高血圧患者が脳卒中を発症する背景として過重労働が存在したことが指摘されており，対象者の生活上の背景も十分に考慮して対応する必要がある。

1) 服装や靴の選択

暑さや寒さは，熱中症に代表される身体活動に伴う事故の要因となるため，温度を調節しやすい服装が適している。また，動きにくい服装は，転倒しかけたときに回避しにくいため適切でない。また，膝痛や腰痛などを予防するためには，緩衝機能に優れ，身体活動に適した靴を履くことが望ましい。

2) 前後の準備・整理運動の実施方法の指導

　身体活動の特性，傷害・事故の発生の特徴や対象者の特性を考慮して十分に計画された準備運動は，スポーツなどの運動による傷害（外傷と慢性的な運動器障害を含む）や心血管事故などの発生を予防する効果がある。

　具体的には，つま先部分に十分余裕があり，窮屈でないもの，クッション性が高くて膝などへの負担が小さいもの，底は柔軟性があるものが望ましい。

　準備運動とは，ウォーミングアップとも呼ばれ，スポーツや体力づくりのための運動などの主運動を実施する前に，体温の上昇，関節可動域の増加，やる気を高めるなどの身体的・心理的準備を整えるために行われる比較的強度の低い運動を指す。具体的には，軽い体操，ストレッチング，ウォーキング・ジョギングなどのほか，キャッチボールや素振りなどの実際のスポーツで行う動作を軽く行う。

　全ての運動時間の 10～15%（1 時間の運動の場合はそのうち 10 分程度）をかけて実施する。

【身体活動の量からエネルギー消費量への換算方法】

　① 身体活動の量〔メッツ・時〕に体重〔kg〕を乗じるとエネルギー消費量〔kcal〕に換算できる。例：72 kg の人がヨガ（2.5 メッツ）を 30 分行った場合のエネルギー消費量は 2.5 メッツ×0.5 時間×72 kg＝90 kcal

　② ただし，体重減少を目的とし，体脂肪燃焼に必要なエネルギー消費量を求めるには，安静時のエネルギー消費量を引いた値を算出する必要がある。前述の例であれば次のように計算することができる。

　　（2.5 メッツ－1 メッツ）×0.5 時間×72 kg＝54 kcal

　また，整理運動は，疲労を軽減し，蓄積を防ぐ効果などがあることが明らかとなっている。

3) 種類・種目や強度の選択

　身体活動（生活活動・運動）の内容は，血圧上昇が小さく，エネルギ

ー消費量が大きく，かつ傷害や事故の危険性が低い有酸素性運動が望ましい。

　ただし，生活習慣病患者などに対して，保健指導の一環として身体活動への取組を支援する場合，3メッツ程度（散歩程度）で開始する。

　継続的に実施した結果，対象者本人が身体活動に慣れたとしても，安全性を重視して，支援の期間中は3メッツ以上6メッツ未満の強度を維持することが望ましい。

　また，運動器の機能向上などを目的とする場合は，筋や骨により強い抵抗や刺激を与えるようなストレッチングや筋力トレーニングなどを組み合わせることが望ましい。

　強度の決定には，メッツ値だけでなく，対象者本人にとっての「きつさ」の感覚，すなわち自覚的運動強度（Borg指数）また，Borg指数は年代別の脈拍数で定量化できるので，脈拍数の簡便な測り方も有用である。生活習慣病患者などには，「楽である」または「ややきつい」と感じる程度の強さの身体活動が適切であり，「きつい」と感じるような身体活動は避けた方がよい。とともに対象者にあらかじめ解説しておくと有用である。ただし，年齢別の脈拍数には個人差があること，薬剤によって修飾を受ける可能性があることに留意する。

【強度の感じ方（Borg Scale）評価】
1分間当たりの脈拍数の目安（拍／分）
きつい〜かなりきつい*

　　　60歳代　　120
　　　50歳代　　125
　　　40歳代　　130
　　　30歳代　　135
　　　20歳代　　135

*生活習慣病患者等である場合は，この強度の身体活動は避けた方が良い。

　生活習慣病患者などが高強度の筋力トレーニングなど，6メッツ以上の有酸素性運動を行うことを自ら希望する場合には，健康スポーツ医などの医師のアドバイスに従う。

　健康スポーツ医のアドバイス整理運動とは，クーリングダウンとも呼ばれ，スポーツや体力づくりのための運動などの後，すぐに安静を保つのではなく，段階的に安静状態に回復させることを目的として，比較的強度の低い運動を実施することを指す。

具体的には，軽い体操や，ストレッチングなどを疲労が蓄積した部位を中心に行う。

全ての運動時間の5〜10%（1時間の運動の場合はそのうち5分程度）をかけて実施する。

自覚的運動強度とは，1962年に Gunnar Borg（スウェーデンの心理学者）により開発された，生体にかかる負担を対象者がどの程度の「きつさ」として感じているかを測定する指標である。

一般市民に対する脈拍測定方法の説明例を示す。「利き手の人差し指・中指・薬指の3本の指で，利き手でない側の手首の内側にある動脈（親指側で拍動が触れるところ）を10秒間図り，その数値を6倍すると1分間の脈拍数となる。脈拍計などの様々な市販の機器を活用してもよい。」

4) 正しいフォーム
身体活動は正しいフォームで実践しないと，思わぬ傷害や事故を引き起こす場合がある。指導者は，基本的なフォームを見せたり留意点を確認させたりする実技を通して指導することが望ましい。

5) 足腰に痛みなどがある場合の配慮
平成22年国民生活基礎調査によると，「腰痛」と「手足の関節の痛み」は65歳以上の高齢者では男女とも有訴者率の上位3位以内にある。

肥満などによって，30歳〜50歳代からこうした自覚症状を有していることも少なくない

このような対象者については，水中歩行や自転車運動など，体重の負荷が下肢にかかり過ぎない身体活動から取り組むことが望ましい。また，身体活動によって実際に下肢や腰の痛みを感じた際の適切な対応（速やかに患部を冷やすなど）についても習得した上で，身体活動に取り組めるよう支援する。

痛みのある部位やその周辺を中心にストレッチングや筋力トレーニングを行うことで，痛みが改善することが期待されるため，そうした情報提供を含めて支援することが重要である。

6) 身体活動中の体調管理

保健指導実施者は,「運動開始前のセルフチェックリスト」(○○参照)を活用して対象者自身が自らの体調を運動開始前に確認することをあらかじめ指導し,対象者がその重要性を十分に理解したことを確認しておく必要がある。また,血糖・血圧・脂質が基準範囲内で保健指導レベルでない者についても,「身体活動のリスクに関して「運動開始前のセルフチェックリスト」(参考資料○○参照)などを各自で活用できるように支援しておくことが望ましい。

身体活動の実施中は,「無理をしない,異常と感じたら運動を中止し,周囲に助けを求める」ことを対象者に徹底する。対象者の年齢に応じた脈拍数の目安) p.80 参照)をあらかじめ説明しておき,身体活動の実施中に自ら脈拍数をチェックすることを習慣づけて安全に取り組めるようにすることが望ましい。

保健指導実施者が身体活動の場に立ち会う場合は,身体活動中の対象者の様子や表情などをこまめに観察することが望ましい。

7) 救急時のための準備

① 保健指導実施者は,運動指導の現場における身体活動の際の傷害や事故の発生に備えて,緊急時の連絡体制や搬送経路を確立し,また,立ち会う保健指導実施者の救急処置のスキルを高めておく必要がある。注意喚起のパンフレットとして,厚生労働省の作成したリーフレットの適宜活用を勧める。

② 安全を確保するために,運動関連事故の存在を知らしめ,事故のあらましと,事故に遭遇した時の対処の仕方を上記リーフレットでは図示している。このように,有効性の追求に向きがちなクライアントへ,危険な事象を知ってもらうことで,危機回避を促すリスク管理キャンペーンがなされている。

(6) 身体活動を普及啓発するための考え方

平成 23 年 10 月の「健康日本 21」最終評価において,運動習慣者の割合が増加しなかったことについて,「運動の重要性は理解しているが長期にわたる定期的な運動に結びついていないと考えられる」「行動に移せない人々に対するアプローチを行う必要がある。具体的には,個人の置かれている環境(地理的・インフラ的・社会経済的)や地域・職場における社会支援の改善などが挙げられる」との評価がなされた複数のシ

ステマティックレビューが，環境や社会支援の改善による身体活動の増加や運動習慣者の増加を示唆している。また，歩道や自転車道の整備，公共交通機関へのアクセスの整備，公園や緑地の整備，交通安全の確保，美しい景観などの社会環境が身体活動量や運動習慣に関係しているとの知見がある。

なお，米国の Healthy People 2020 でも，身体活動量の増加のための環境整備が推奨されている。

このように，個人としての生活習慣の改善の取組を支える社会環境の整備の取組を進める上で，地域と職域，すなわち「まちづくり」と「職場づくり」の視点が重要である。

なお，こうした取組を促進する多様なポピュレーションアプローチとして，マスメディアなどの活用や積極的な好事例の紹介などを組み合わせることが効果的と考えられる。

1)「まちづくり」の視点の重要性

社会環境の整備を考える上でまず重要なのは，地域における取組である。上記の考え方を踏まえ，「健康日本21（第二次）」では「住民が運動しやすいまちづくり・環境整備に取り組む自治体数の増加」を目標として掲げることとした。

住民が運動しやすいまちづくり・環境整備の取組とは，住民の運動習慣や身体活動の向上を主目的とした環境やサービスの整備を対象とし，具体的には，住民の身体活動の向上に関連する施設，公共交通機関，歩道などのインフラ整備，具体的な数値目標を伴った明確な施策の実施などがあげられる。「健康日本21（第二次）」の評価指標としては，下記の①または②のいずれかを都道府県が実施しているかどうかについての調査結果を用いることとした。

①住民の健康増進を目的とした運動しやすいまちづくりや環境整備の推進に向け，その対策を検討するための協議会（町内または町外）などの組織の設置

②町村が行う歩道，自転車道，公園およびスポーツ施設の整備や普及・啓発などの取組への財政的支援

　2012（平成24）年度の調査時点では17都道府県であったが，2022年度には47都道府県すべてで実施されることを目指している。

　社会環境の整備については，ハード面とともに，ソフトの観点も重要である。日常生活の中で運動の必要性を感じている住民が多いことは，様々なニーズ調査から明らかになっている。このニーズに対応し，さらに継続的に実施していくためには，各自治体がまちづくりの観点で仕組みづくりなどの支援活動を実施していくことが重要になる。

　例えば，美しい景観や由緒ある史跡を結んだ地域のウォーキングマップなどを作成することで，地域の人々が身体活動に取り組みつつ自らの町の魅力を再発見し，運動する機会の増加につながるのみならず，観光資源にもなることで地域の活性化につながる。こうした場を活かした健康づくりの機会は，特に高齢者にとって身体活動を通じた社会参加の場となり，世代を超えた交流の場となることも期待できる。運動仲間を拡げる住民組織の育成などの，ソーシャルキャピタル身体活動の普及啓発のための社会環境の整備とは，地域にこうした好循環を形成することである。地域における具体的な活用例や事例が示されている。

2)「職場づくり」の視点の重要性

　企業に働く社員にとって，職場は多くの時間を過ごす場であり，日常生活において大きな部分を占める。職域においては，労働者の健康確保を目的として，積極的に身体活動（生活活動・運動）を取り入れることなどにより，定期健康診断の有所見率の増加傾向に歯止めをかけ，減少に転じさせるという視点が必要であり，そのためには，健康保持増進計画を立て，PDCAサイクル職域における保健事業を通じて社員の健康づくりを支援していく際，社員個人への働きかけに加えて，「社員が身体活動を増やし，運動しやすい職場づくり」という視点をもつことで，より効果的・効率的な保健事業を展開することが可能になると考えられる。

　例えば，通勤方法として，自家用車よりも公共交通機関や自転車，徒歩などを職場全体で推奨すること等が考えられる。健康検定（日本健康マスター検定）などの健康に関する知識を身に付ける機会を活用することなどにより，各企業における自主的な健康づくり対策を推進することが重要である。

　ソーシャルキャピタルとは，地域に根ざした信頼や社会規範，ネット

ワークといった社会関係資本。「人と人との絆」,「人と人との支え合い」に潜在する価値を意味している。

計画（Plan）→実施（Do）→評価（Check）→改善（Action）というサイクルを繰り返すマネジメント手法を指す。

また，入社してからの約10年間が生活習慣病関係の健診データの変化が最も大きいとの調査結果もある（参考資料9）ことから，特定健診・特定保健指導の対象になる前の20〜30歳代に運動習慣をもつことは職域における保健事業の戦略としても有効である。職域において身体活動を推進することの利点として，次のようなものが考えられる。

○高齢者雇用が今後さらに推進されることを踏まえ，「十分な能力を発揮して働ける体力」の維持向上に資する。
○社員における生活習慣病の発症・重症化を予防し，将来的な医療費の伸びを抑制できる。
○社員が身体活動の習慣を獲得することで，企業の生産性が高まる。
○社員の心身の健康を向上させることで，現在，企業で大きな問題となっている，いわゆるメンタルヘルス不調の一次予防となる。職域における具体的な活用例や事例としては（○○）を参照されたい。

これらの基準は，2013年時点の知見に基づき作成された。
今後，子どもの身体活動基準，高齢者の運動量の基準，座った状態の時間の上限値，全身持久力以外の体力（特に筋力）の基準などについて，科学的根拠をもって設定できるよう，研究を推進していく必要がある。実際に，今回のシステマティックレビューでは，子どもを対象とした身体活動と生活習慣病などとの関係を検討した前向き研究，日本人を対象とした座業時間と生活習慣病などや生活機能低下との関係を検討した研究は極めて少なかった。また，運動習慣を身につける時期と生活習慣病などのリスク低減効果がいまだ明らかではないため，新たな知見が求められる。さらに，体力や運動量を客観的で簡便に測定する方法ならびに指標や測定方法の国際的な標準化のための研究開発が望まれる。新基準導入の効果などについて評価を行った上で，今後の研究成果の蓄積の状況や，「健康日本21（第二次）」の中間評価などを踏まえ，5年後を目途にこの新基準を見直すことが望ましいとされていた。2022年の見直し予定は，コロナ流行などの事情により2023年まで延長されている。

5-2　運動基準の変遷にみる運動のあり方

　全身持久力以外の体力の基準値，全身持久力以外の筋力あるいはその他の体力の基準値の策定は，運動基準 2006 策定時からの懸案事項であった。今回のシステマティックレビューでも筋力に関して 17 本の文献から解析データ，その他の体力に関して 22 本の文献から解析データを収集することができたが，筋力やその他の体力の測定部位や測定方法が文献により異なっており，定量的な基準値を示すことが困難であった。唯一，65 歳以上における握力と日常生活での歩行速度に関してのみメタ解析が可能な複数の文献が得られた。メタ解析の結果，65 歳以上の握力が，男性 41.2 kg 重，女性 22.6 kg 重の集団では，最も筋力が低い集団と比較して有意にリスクの減少が認められた。また握力は，体格の影響を受けるため，体格の異なる欧米人と日本人では，握力に違いがあると考えられる。そこで，日本人を対象としている文献でのみメタ解析を行ったところ，男性では 38.3 kg 重の集団で有意なリスク減少が認められた。女性においては，有意ではないものの，リスクが減少する傾向が認められた。また，歩行速度に関しては，65 歳以上の日常での歩行速度が 74 m ／分以上の集団は，これらの体力が最も低い集団と比較して，

表 5-1　運動基準の変遷　2006 年から 2013 年の基準値

	40 歳未満		40〜59 歳		60 歳以上	
	20 歳代	30 歳代	40 歳代	50 歳代	60 歳代	70 歳代
運動基準 2006						
男性	11.4	10.9	10.6	9.7	9.4	
	(9.4−13.4)	(8.9−12.9)	(8.6−12.9)	(7.4−12.9)	(7.1−11.7)	
女性	9.4	9.1	8.9	8.3	8.0	
	(7.7−10.9)	(7.7−10.3)	(7.4−9.4)	(7.4−9.1)	(7.4−8.6)	
運動基準 2012（運動基準 2006 に準じた方法）						
男性	11.7±2.0		11.6±1.8		9.8±2.2	
	(9.2−15.3)		(5.1−15.0)		(5.6−13.7)	
女性	10.0±1.2		10.0±1.9		7.3±1.6	
	(9.3−12.6)		(7.2−13.7)		(6.2−10.8)	
運動基準 2012（メタ解析 _ 第 2 サブグループ）						
男性	10.4±0.8		8.7±1.0		8.1±1.5	
	(−12)		(−10)		(−10)	
女性	9.3±0.02		7.4±0.3		7.0±0.5	
	(−10)		(−8)		(−8)	

（　）内は範囲を示す

　運動基準 2006 の全身持久力（最大酸素摂取量）（メッツ）の基準値と範囲，運動基準 2006 に準じた方法で算出した値，メタ解析による第 2 サブグループの全身持久力（最大酸素摂取量）（メッツ）の加重平均値の一覧

（出典　厚生労働省　ホームページ　2015.）

有意に死亡やロコモ・認知症発症リスクが低かった。日本人を対象とした研究報告が握力では2本であり，歩行速度では1本のみと不十分であることに加え，アウトカムが限定されているなどの理由から，基準値でなく参照値として示すこととした。また，男性の握力に関しては，欧米人と日本人との体格を勘案して，日本人の解析結果を基に参照値として示すこととした。

> 握力（参照値）：男性38kg重，女性23kg重
> 歩行速度（参照値）：74m/分
> 量反応関係に基づいた現状に加える身体活動量の基準値　あくまで目安

2006（平成18）年の社会生活基本調査の結果によると，わが国の30～60歳の平日の余暇時間は1日当たり4時間程度であり，OECD加盟国の中でもメキシコについで2番目に短く，長時間の身体活動増加は，多くの国民特に就労や子育てにより自由裁量時間が短い世代にとって困難である。このことから，今回のメタ解析の結果を踏まえ，現状より少しでも身体活動を増やすことを定性的な基準として提案する。

今回のメタ解析から，身体活動量とRRとの間には量反応関係があることが明白である。

このことから，身体活動量を現状から最低限どの程度増やせばリスク減少に効果的かを検討した。

1メッツ・時／週[*1]の増加に対するRR[*2]の減少量をG-L法[*3]を用いて各解析データから算出し，メタ解析した結果，有意に0.8%のRR減少が見られた。

なお，身体活動と生活習慣病発症や死亡リスクとの量反応関係に関して，本研究と同様の方法で検討した過去のメタ解析では，1メッツ・時／週の身体活動量の増加はおよそ0.5～2.0%のRR減少に相当すると報告しており，本研究の結果とほぼ一致している。

今回のメタ解析の結果より，現状より1日あたり2～3分の身体活動時間の増加で，死亡や生活習慣病発症，がん発症，ロコモ・認知症発症のリスクが0.8%減少し，5分の増加で1.6%，10分の増加で3.2%減らすことが可能である。

「健康日本21（第2次）」では，1日あたり1500歩の歩数増加を目標としているが，これは1日あたり約10～15分の身体活動量の増加に相当する。今回のメタ解析の結果を考え合わせると，この目標を達成することで，国民の死亡や生活習慣病などおよび生活機能低下のリスクを約

＊1　1メッツ・時/週とは，1週間の間に1つの強度の運動を1時間行うことを表している。

＊2　RRとは，Relative rateのことで，相対危険度と訳す。リスク要因（曝露群）と非リスク要因群（非曝露群）における疾病の頻度を比率で表したもの。

＊3　G-L法とは，Grennland-Longneckerの方法のことであり，疫学的統計手法の1つ。危険因子と疾病リスクの対数との間に直線的関係があるものと仮定して，危険因子が1単位上昇したときのオッズ比の相対危険度を推定する方法である。

＊4　オッズ比とは，Odds ratioのことで，ある事象の起こりやすさを2つの群で比較して示す統計学的な尺度のこと。このオッズとは，ある事象の起こる確率をpとして，$p/(1-p)$の値をいう。

5%減少させることが可能だと推測される。

> **3メッツ以上の中高強度の身体活動を少しでも増やす。**

(1) 基準値の簡易な表現方法

運動基準 2006 では身体活動量と運動量の単位にメッツ・時／週を，全身持久力の単位に mL/min/kg を用いてきた。

いずれも身体活動・運動の専門家にはなじみの深い概念であり単位であるが，専門知識のない一般の人々，さらには専門分野の異なる保健師や管理栄養士および医師などの医療専門家においては理解が困難な概念・単位であると推測される。運動基準を今後より多くの国民に普及・啓発するとともに，公衆衛生や予防医学に携わる専門家に活用していただくためにはより平易な言葉と単位で基準値を表す必要がある。

身体活動量の基準値である 23 メッツ・時／週は 1 日あたりに換算すると 3.3 メッツ・時／日であり，中高強度身体活動を 3〜4 メッツで行った場合，1 日 50〜60 分に相当する。このことから，基準値の簡易な表現として「歩行またはそれと同等以上の強度の身体活動を毎日 60 分以上行う」と表現した。

歩数と中強度以上の身体活動量との関係について活動量計を用いて検討した複数の研究は，23 メッツ・時／週は 8,500〜10,000 歩／日，約6,000〜6,500 歩／日，約 10,600 歩／日に相当すると報告しており，これらの研究を総合すると，「約 8,000〜10,000 歩」と歩数を用いて簡易に表現することができる。

運動量の基準値である 4 メッツ・時／週は，体力が十分な若者がスポーツや体力づくりなどの運動を約 4 メッツの強度で実施すると，4 メッツ・時／週は週 60 分に相当することから「息が弾み汗をかく程度の運動を毎週 60 分行う」と表現した。

65 歳以上の高齢者の身体活動量基準値は 10 メッツ・時／週である。体力の低下した高齢者が家事活動やゆっくり散歩，ストレッチングのような低強度の生活活動や運動を含む，座ったり横になったりしていること以外の身体活動を実施する際の強度はおおむね 1.5〜3 メッツ程度，平均すると 2.2 メッツ程度と思われるため，1 日約 40 分の身体活動の

実施と同等と考えられる。

　このことから65歳以上の高齢者を対象とした基準については「横になったままや座ったままにならなければどんな動きでもよいので，身体活動を毎日40分行う」と表現した。

　現状に付加する身体活動量の基準として3メッツ以上の中高強度の身体活動を現状よりも少しでも増やすことを提案した。この目標については「現在の身体活動量を少しでも増やす。今より毎日10分ずつ長く歩くようにする。」と表現した。

・歩行またはそれと同等以上の強度の身体活動を毎日約60分以上行う。歩数で1日当たり約8,000〜10,000歩・息が弾み汗をかく程度の運動を毎週60分行う。
・65歳以上の高齢者は横になったままや座ったままにならなければどんな動きでも良いので，身体活動を毎日40分行う。
・現在の身体活動量を少しでも増やす。今より毎日10分ずつ長く歩くようにする。

---

(2) 外国の身体活動ガイドラインとの比較

　世界保健機構（WHO）は，高血圧（13%），喫煙（9%），高血糖（6%）に次いで，身体不活動（6%）を全世界の死亡に対する危険因子の第4位と認識し，その対策として「健康のための身体活動に関する国際勧告」を平成22年に発表した。欧米諸国でも，「アメリカ人のための身体活動ガイドライン2008」に代表されるガイドラインがすでに策定されている。

　WHOや米国では，未成年，成人，高齢者の年代別に基準値を示している。年代により身体活動の状況や目標が異なることから年代別に基準値を示すという考え方は適切なアプローチであると考えられる。
　わが国の「健康づくりのための運動基準2006」では，生活習慣病予防を重視していたため，18歳から69歳までの主に成人を対象とした基準値を定めていた。しかし，急速な高齢化の進行と，「健康日本21（第2次）」において生活習慣病予防だけでなく社会生活機能の維持を目標としたことにより，今回の運動基準の改定作業において，新たに65歳以上の基準値を提案した。しかし，18歳未満の未成年の基準策定は見送っ

た。

　その最大の理由は，未成年の参加者を対象に生活習慣病の発症などを
アウトカムとした大規模コホート研究の数が限られていたためである。
今後，わが国でも未成年者を長期に追跡する研究を実施し，研究成果を
蓄積する必要がある。

　わが国では，文部科学省や日本体育協会などが，健康づくりの観点だ
けではないものの，子どもや未成年を対象とした身体活動・運動のガイ
ドラインや指針を策定している。例えば，未就学児を対象とした「幼児
期運動指針」，児童・生徒を対象とした「アクティブチャイルド60 min」
などが，健康づくりだけでなく体力向上や発育・発達の促進・運動技能
の獲得などを目指して，1日あたり60分の活発な遊びやスポーツを推
奨している。

　今後の基準の改定においては，これらの指針との整合性をとりなが
ら，蓄積されるエビデンスをレビューして，18歳未満の未成年の基準を
策定していく必要があると考えられる。

　WHO，米国とも成人が取り組むべき身体活動の基準値は中強度身体
活動を週150分，1日あたり30分としている。WHO，米国，わが国と
も基準値策定の根拠となるエビデンスやレビューの手法には違いがない
にも関わらず，わが国の身体活動量の基準値は欧米の約2倍の1日60
分とした。

　その理由は，わが国の平均的身体活動量がすでにWHOや米国の基準
値である1日30分を上回っており，基準値策定の原則「基準値はわが
国の現状を下回らない」に基づき，国民全体の身体活動量を増加させる
方向に導くために，23メッツ・時／週＝1日60分を身体活動量の基準
値とした。

　他国の基準値は10分以上継続した身体活動や運動の時間を積算して
いるが，わが国は10分以上の活動や運動に限定していないこと，余暇
や移動だけでなく就労や家事などの生活活動のすべての身体活動を含ん
でいることなどの理由を挙げることができる。

　わが国は，身体活動量や運動量の基準値だけでなく，他国のガイドラ
インでは類を見ない体力（全身持久力）の基準値を示している。表7-1
と表7-2とを比較すると，身体活動量や運動量の基準値の達成者と最も
身体活動量・運動量が少ない者との間でのRRの減少は10～20%程度

であるが，全身持久力の基準値達成者と最も体力の低い者との間での RR 減少は約 40％ と，体力を高めることや維持することの，健康利益は大きいことがわかる。したがって，単に身体活動量や運動量の基準を達成するだけでなく，積極的に体力の維持・向上に努めることを推奨するために，体力の基準値を定めている。

【結　論】

平成 18 年に作成された「健康づくりのための運動基準 2006」の改定を目的として，8 名の専門家で構成される研究班で検討を重ねた。

改定にあたり，
① 基準値の変更が必要か検討する，
② 生活習慣病予防だけでなく，がん予防・社会生活機能の低下予防の観点も重視する，
③ 新しく 65 歳以上の高齢者のための基準を示す，
④ 簡易な表現でも基準値を示す，
⑤ 全身持久力以外の体力の基準値策定の可能性を探る，
⑥ 量反応関係に基づいた現状に加える身体活動量の基準策定の可能性を探る

を目的とした。これらの観点に基づき，システマティックレビューとメタ解析を用いて検討した。

【結　果】

以下の 5 つの基準値あるいは基準が提案されている。

　①強度が 3 メッツ以上の身体活動を 23 メッツ・時／週，行う（歩行またはそれと同等以上の強度の身体活動を毎日 60 分以上行う，歩数で 1 日当たり約 8,000〜10,000 歩）。
　②強度が 3 メッツ以上の運動を 4 メッツ・時／週，行う（息が弾み汗をかく程度の運動を毎週 60 分行う）。
　③65 歳以上の高齢者に対しては，強度を問わず，身体活動を 10 メッツ・時／週，行う（横になったままや座ったままにならなければどんな動きでもよいので，身体活動を毎日 40 分行う）。
　④現在の身体活動量を，少しでも増やす（今より毎日 10 分ずつ長く歩くようにする）。
　⑤性・年代別の全身持久力（最大酸素摂取量）の基準値として，男

性 40 歳未満：11.0 メッツ，40〜59 歳：10.0 メッツ，60 歳以上：9.0
メッツ，女性 40 歳未満：9.5 メッツ，40〜59 歳：8.5 メッツ，60 歳以
上：7.5 メッツ
　　⑥ 65 歳以上の高齢者の握力参照値として，男性 38 kg 重，女性
23 kg 重，また，歩行速度：74 m/分

　身体不活動（physical inactivity）の予防や治療に適切な運動や身体活
動の目標レベル（値）は絶えず更新される。折に触れ，最新の情報を収
集し，エビデンスの高いデータを参照することを心掛けたい。

5-3　身体活動疫学に基づく有効性

　身体活動の指導・支援を含めた健康教育の根拠として絶えず正確な情
報を収集し，活用しなければならない。ここでいう正確な情報とは，公
衆衛生学の根幹をなす疫学における有効性の評価を身体活動に適応した
身体活動疫学，疫学統計解析に用いられるデータを指している。
　疫学は，疾病の発症原因を考察する学問である。人（集団）における，
時間と空間の要因において，目的とする疾病の発生頻度を記述し，発症
要因の統計学的成績を算出し，確率を参考に，因果関係を明らかにして
いく。感染症の原因特定に威力を発揮してきた歴史がある。その考え方
を生かし，コンピュータの性能の向上と合わせて，複雑な演算を計算機
に任せることで，生活習慣の要因と生活習慣病の発症との因果関係を推
定できる。
　ここで身体活動量が影響を及ぼすと考えられる疾病について，疫学指
標として相対危険率（Relative Rate）を求めた結果を示す。
　表は，2006 年当時のデータである。ここで n は症例数ではなく，研究
の数であることに注意して欲しい。順に世界のデータ（身体活動量と 4
つのアウトカムの関係），日本人のデータ（身体活動量，座位時間と 4
つのアウトカムの関係）を示している。

　このデータは，4 つのアウトカム（死亡，生活習慣病発症，がん発症，
ロコモを・認知症）および全ての項目との間の相対危険率（Relative
Rate）は，疫学指標としてコホート研究で用いられるものであり，オッ
ズ比（Odds Rate）が後ろ向き研究で用いられるのに対し，因果推定の
ための要因を客観的に制御可能な状態で監視始めたことを特徴としてい
る点に注意して欲しい。これらは身体活動量の測定を同一条件で（再現

表 5-1　男性の世代別の全身持久力（最大酸素摂取量）と死亡，生活習慣病発症，がん発症，ロコモ・認知症発症との間の相対危険度（RR）のメタ解析

(a) 〜39 歳

サブグループ	n	メッツ（範囲）	RR*	Lower*	Upper*
G2	8	10.4（−12）	0.600	0.523	0.689
G3	7	12.8（12-14）	0.519	0.400	0.674
G4	4	14.9（14-）	0.557	0.457	0.680
Total	19		0.575	0.518	0.638

0.35　　　　1.0

(b) 40 歳〜59 歳

サブグループ	n	メッツ（範囲）	RR	Lower	Upper
G2	19	8.7（−10）	0.634	0.56	0.717
G3	33	10.8（10-12）	0.634	0.582	0.69
G4	31	13.0（12-14）	0.519	0.454	0.593
G5	10	14.9（14-）	0.551	0.457	0.664
Total	93		0.601	0.567	0.638

0.35　　　　1.0

(c) 60 歳〜

サブグループ	n	メッツ（範囲）	RR	Lower	Upper
G2	11	8.1（−10）	0.547	0.455	0.659
G3	5	12.0（10-）	0.506	0.375	0.684
Total	16		0.536	0.458	0.627

0.35　　　　1.0

＊ RR, Lower, Upper の意味

RR は Relative Risk 相対危険度を表わしている。サブグループのそのグループとそれ以外である場合に問題が発生する割合を現わしている。

Lower, Upper の数字は 95％の確率で，その RR がとりうる範囲の下限と上限を示している。

可能な測定方法ということ）行った研究の結果を示している。

これらの図表では，1.0 を横線（各グループの信頼区間）が通らない場合，偶然でも生じる確率が5％より少なくなることを示すことから，統計学的に有意であることを図式化して表している。

参照（身体活動疫学データ，厚生労働省公表 HP より）

(1) 身体活動量増加によって見込める生活習慣病予防効果

表 5-3　身体活動量と生活習慣病予防

目標疾病	身体活動の種類	相対危険度	減少率
総死亡率	週 2,000 kcal 未満対 2,000 kcal 以上	1.31	1.6%
	運動習慣なし対あり	1.32	2.4%
冠動脈疾患	週 2,000 kcal 未満対 2,000 kcal 以上	1.60	3.5%
	強い運動習慣なし対あり	2.2	6.5%
高血圧症	週 2,000 kcal 未満対 2,000 kcal 以上	1.30	1.7%
糖尿病	週 1 回未満対それ以上の運動	1.43	3.2%

表 5-2　4 つのアウトカム（死亡，生活習慣病発症，がん発症，ロコモ・認知症発症）全てとの間の相対危険度（RR）のメタ解析

(a) 身体運動量

サブグループ	n	メッツ・時/週 (95%信頼区間)	RR	Lower	Upper
G2	54	6.6 (5.6-7.7)	0.861	0.832	0.892
G3	56	22.4 (21.3-23.5)	0.833	0.792	0.876
G4	54	46.4 (40.2-52.5)	0.787	0.760	0.816
Total	164	25.0 (21.6-28.4)	0.826	0.808	0.845

(b) 日本人の身体活動量

サブグループ	n	メッツ・時/週 (95%信頼区間)	RR	Lower	Upper
G2	5	18.9 (16.6-21.2)	1.026	0.861	1.221
G3	6	27.2 (23.6-30.9)	0.629	0.501	0.788
Total	11	24.6 (21.1-28.1)	0.854	0.744	0.981

(c) 座位時間との関連

サブグループ	n	メッツ・時/週 (95%信頼区間)	RR	Lower	Upper
G2	13	4.0 (3.9-4.1)	1.087	1.056	1.118
G3	16	6.9 (6.5-7.3)	1.153	1.115	1.192
G4	11	12.0 (10.5-13.5)	1.241	1.154	1.336
Total	40	6.1 (4.8-7.3)	1.124	1.101	1.148

これらの図では，1.0 を横線（各グループの信頼区間）が通らない場合，偶然でも生じる確率が 5%より少なくなることを示すことから，統計学的に有意であることを図式化して表している。

1）計算方法

　不活動の割合を P，活動の割合を 1-P，活動に対する不活動の相対危険度を RR とし，活動群における疾病頻度を D とする。不活動群の疾病頻度は D×RR であり，集団全体の疾病頻度は

$$D\times(1-P)+D\times RR\times P \qquad (1)$$

となる．これを不活動群の割合を P' にした場合には，集団全体の疾病頻度は

$$D\times(1-P')+D\times RR\times P' \qquad (2)$$

となる。

　疾病頻度を何%減らすことができるかについては

　（(1) 式から (2) 式を引いたもの）を (1) 式で割ったものになる．すなわち，

$$[\{D\times(1-P)+D\times RR\times P\}-\{D\times(1-P')+D\times RR\times P'\}]/$$
$$\{D\times(1-P)+D\times RR\times P\} \qquad (3)$$

ここでは，活発群と非活発群の割合の変化を，成人の身体活動量増加目標に基づいて推計し，1日当たり10000歩の歩行を週当たり2000 kcalの身体活動に換算した。また，活動群の疾病頻度は，10年間で変わらないことと仮定した。

　各疾病の不活動群対活動群の相対危険度は以下の文献によった。

2）総死亡率

Paffenbarger RS Jr et al: Physical activity, all-cause mortality and longevity of college alumni. N Engl J Med 1986; 314: 605-613
35～74歳の大学卒業生16936人を1962年から1978年まで観察。
週2000 kcal未満（歩く，階段，スポーツのエネルギー消費量）の週2000 kcal以上に対する総死亡の相対危険度は 1.31（他の危険因子調整後）。
軽いスポーツを週1～2時間する者の，それ未満の者に対する相対危険度は 0.76。

3）冠動脈疾患発生率

Paffenbarger RS Jr et al: A natural history of athleticism and cardiovascular health. JAMA 1984; 252: 491-495
身体活動量週2000 kcal未満の者の，週2000 kcal以上に対する冠動脈疾患発症の相対危険度は 1.6（他の危険因子調整後）
Morris JN, et al: Vigorous exercise in leisure time: Protection against coronary heart disease. Lancet 1980; 2: 1207-1210
40～64歳男性公務員17944人を1968～70から1977年まで経過観察。
強い運動（7.5 kcal／分以上）をしない者の，強い運動をする者に対する相対危険度は 2.2。

4）高血圧症

Paffenbarger RS Jr et al: Physical activity and incidence of hypertension in college alumni. Am J Epidemiol 1983; 117: 245-257
身体活動量週2000 kcal未満の者の，週2000 kcal以上の者に対する高血圧発症の相対危険度は 1.3（年齢調整後）

5）糖尿病

Manson JE, et al: A prospective study of exercise and incidence of dia-

betes among US male physicians. JAMA 1992; 268: 63-67
年齢 40～84 歳の 21271 人の米国医師を 5 年間経過観察。
少なくとも毎週 1 回運動する（汗が出るくらい長いもの）者の，それ未
満の者に対する相対危険度は **0.70**（他の危険因子調整）。

引用文献

1) Reaven GM. (1988): Role of insulin resistance in human disease. Diabetes; 37: 1595-1607.

2) Ohkawara K, Tanaka S, Miyachi, Ishikawa-Takata, Tabata I. (2007): A dose-response relation between aerobic exercise and visceral fat reduction: systematic review of clinical trials. Int J Obes (Lond). Dec; 31 (12): 1786-97.

3) Claude Bouchard, Stevenn. Blair, William Haskell. (2012): Physical Activity and Health 2ndEdition. Human Kinetics; 215-228.

4) 佐藤祐造. (2004)：糖尿病運動療法についての基礎知識. 糖尿病運動療法指導の手びき. 第 2 版. 南江堂，東京；2-48.

5) Grøntved A, Rimm EB, Willett WC, etal. (2012): Prospective Study of Weight Training and Risk of Type2 Diabetes Mellitusin Men. Arch Intern Med.; 172 (17): 1306-1312

6) 日本動脈硬化学会. (2007)：動脈硬化性疾患予防ガイドライン 2007 年版.

7) Kodama, S., Tanaka, S., Shu, M., etal. (2007): Effect of aerobic exercise training on serum level so fhigh-density lipoprotein cholesterol: a meta-analysis. AmJMed,; 167: 999-1008.

8) Sattelmair J, PertmanJ, DingEL, KohlHW3rd, Haskell, LeeIM. Circulation. (2011): Dose response between physical activity and risk of coronary heart disease: a meta-analysis. Aug16; 124 (7): 789-95.

9) Diep L, Kwagyan J, Kurantsin-Mills J, Weir R, Jayam-Trouth A. (2010): Association of physical activity level and stroke outcomes in people: a meta-analysis. J Womens Health (Larchmt). Oct; 19 (10): 1815-22.

10) Inoue M, Yamamoto S, KurahashiN, IwasakiM, Sasaki, TsuganeS. (2008): Daily total physical activity level and total cancer risk in people: results from a largescale population-based cohort studyinJapan. Japan Public Health Center-based Prospective Study Group. AmJEpidemiol. Aug15; 168 (4): 391-403.

11) 糖尿病治療ガイド 2010, 日本糖尿病学会, P42-44

12) 高血圧治療ガイドライン 2009, 日本高血圧学会, P34,

13) 動脈硬化性疾患予防のための脂質異常症治療ガイド 2008.

参考文献

1) WHO. Global Recommendations on Physical Activity for Health.

2010http://whqlibdoc.who.int/publications/2010/9789241599979_eng.pdf. 2.

2) Ikeda, N., M. Inoue, H. Iso, S. Ikeda, T. Satoh, M. Noda, T. Mizoue, H. Imano, E. Saito, K. Katanoda, T. Sobue, S. Tsugane, M. Naghavi, M. Ezzati&K. Shibuya. (2012): Adult mortality attribute able to preventable risk factors for non-communicable diseases and injuries in Japan: acomparative risk assessment. PLOS Med9: e1001160.

3) Sofi, F., D. Valecchi, D. Bacci, R. Abbate, G. F. Gensini, A. Casini, C. Macchi. (2011): Physical activity and risk of cognitive decline: a metaanalysis of prospective studies. JInternMed269: 107-117.

4) 厚生労働省，健康日本21評価作業チーム.「健康日本21」最終評価. (2011) http://www.mhlw.go.jp/stf/houdou/2r9852000001r5gc-att/2r9852000001r5np.pdf.

5) 厚生労働省 (2000)：21世紀における国民健康づくり運動（健康日本21）の推進について.

6) 厚生労働省 (2006)：健康づくりのための運動基準2006.

7) 厚生労働省，運動指針小委員会. 健康づくりのための運動指針2006-エクササイズガイド2006-2006http://www.mhlw.go.jp/bunya/kenkou/undou01/pdf/data.pdf.

8) 厚生労働省次期国民健康づくり運動プラン策定専門委員会. 次期国民健康づくり運動プラン報告書. 2012http://www.mhlw.go.jp/stf/shingi/2r985200 00028709-att/2r98520000028743dp.pdf

9) Greenland, S.&M. P. Longnecker. (1992): Methods for trend estimation from summarized dose-response data, with applications to meta-analysis. Am J Epidemiol135: 1301-1309. 10. Hamling, J., P10. Lee, R. Weitkunat. M. Ambuhl. (2008): Facilitatingmeta-analysesbyderivingrelativeeffectandprecisionestimatesforalternativecomparisonsfromasetofestimatespresentedby-exposurelevelordiseasecategory. StatMed27: 954-970. 11.

10) 田中茂穂 (2006)：生活習慣病予防のための身体活動・運動量（特集新しい健康づくりのための運動基準・指針）体育の科学56：601-607. 12.

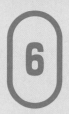

6 アクティブトラッカーを用いた活動支援時のチェックアウト

ここでは，これまでみてきた身体活動量を実際に測定する際に，行うべきチェックアウトについて評価表を示す。この表を参考に，実際に試してみよう。

1. 歩数計を含むアクティブトラッカー（AT*）のチェックアウトは歩数計やウェアラブル加速度計などを使う際に項目の順に確認し，測定に用いることができる。

2. 厚生労働省による健康日本21（二次）で用いるように作成されたパンフレットも同様に使うことができる。

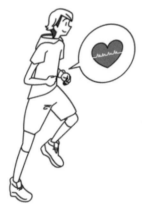

アクティブトラッカーを使った身体活動データの取得

* Active Tracker の略。身体活動を定量的に測定する機器の総称。

アクティブトラッカーは，加速度センサーの値を表示，記録するもの，心拍数（脈拍）の値を表示，記録するものに大別される。

身体活動の物理的な動きを測定する目的には加速度を，生理学的な活動量を測定するには心拍数（脈拍）を用いる。

それぞれ連続的な値であるので，これを段階づけて，例えば低・中・強の強度の3段階にある活動と，その持続時間を記録したり，統計分析に用いることが多い。

いわゆるウェアラブル機器は，この両者を測定できるものもある。スマートフォンには両者のセンサーが内蔵されていることもあり，アプリを用いてチェックアウトを試みることもできるだろう。

6-1　歩数計を含むアクティブトラッカーのチェックアウト

AT を身体活動支援ツールとして使用する際，クライアントの以下の項目をチェックする。

重要事項：クライアントの行動として，以下の項目のうち YES（はい）でないものがあれば，すべて YES になるまでの指導時間を記録しておく。

あなたのお名前 _____
あなたの年齢 _____
あなたの性別 _____

　アクティブトラッカーの使用前に，以下の問いにあてはまる場合「はい」を，あてはまらない場合「いいえ」を「✓」チェックして下さい。

		はい	いいえ
1	AT の装着目的を言えるか	☐	☐
2	AT の時間合せができるか	☐	☐
3	AT のスイッチの ON　OFF ができるか	☐	☐
4	AT の脱着ができるか	☐	☐
5	AT の測定記録を転記する場所が言えるか	☐	☐
6	健康関連指標の予測到達期間を設定してるか	☐	☐
7	どのような調子の時に測定休止するか言えるか	☐	☐

＊インターネット接続可能な AT の場合＊

		はい	いいえ
8	AT のデータを転送できるか	☐	☐
9	AT のデータ取り込みアプリの準備はできるか	☐	☐
10	AT のアプリの成績を保存することができるか	☐	☐

＊アクティブトラッカーの利活用には，ウェアラブル機器やスマートフォンと同時に，次頁にあるようなスクリーニングシートを使って教育指導する（自ら学ぶ）と身体不活動の発見，身体活動のある日常生活のあり方を具体的に考えるきっかけになるだろう。

6-2 厚生労働省による健康日本21（2次）で用いるように作成されたパンフレット

身体活動のリスクに関するスクリーニングシート

保健指導の一環として身体活動（生活活動・運動）に積極的に取り組むことを検討する際には、
このスクリーニングシートを活用してください。

	チェック項目	回答	
1	医師から心臓に問題があると言われたことがありますか？（心電図検査で「異常がある」と言われたことがある場合も含みます）	はい	いいえ
2	運動をすると息切れしたり、胸部に痛みを感じたりしますか？	はい	いいえ
3	体を動かしていない時に胸部の痛みを感じたり、脈の不整を感じたりすることがありますか？	はい	いいえ
4	「たちくらみ」や「めまい」がしたり、意識を失ったことがありますか？	はい	いいえ
5	家族に原因不明で突然亡くなった人がいますか？	はい	いいえ
6	医師から足腰に障害があると言われたことがありますか？（脊柱管狭窄症や変形性膝関節症などと診断されたことがある場合も含みます）	はい	いいえ
7	運動をすると、足腰の痛みが悪化しますか？	はい	いいえ

【参考】Physical Activitiy Readiness Questionaire (PAR-Q)

「はい」と答えた項目が1つでもあった場合は、身体活動による代謝効果のメリットよりも身体活動に伴うリスクが上回る可能性があります。身体活動に積極的に取り組む前に、医師に相談してください。

すべて「いいえ」であった場合は、参考資料5に例示する「運動開始前のセルフチェックリスト」を確認した上で、健康づくりのための身体活動（特に運動）に取り組みましょう。

_____年___月___日

説明担当者 氏名:_____（保健指導実施者）　　実践者 氏名:_____（保健指導対象者）

※ここでは、血糖・血圧・脂質のいずれかについて保健指導判定値以上（HDLコレステロールの場合は保健指導判定値以下）であるが受診勧奨は要しない状態の人について活用することを主に想定していますが、こうしたリスクは健診で見出されないこともあるため、健診結果に問題がない人であっても積極的に活用することが望まれます。
　なお、保健指導判定値等については、参考資料4-1や「標準的な健診・保健指導プログラム（改訂版）」を参照してください。
（注）健診結果を踏まえ、すぐに医療機関を受診する必要があると指摘された場合は、かかりつけの医師のもとで、食事や身体活動等に関する生活習慣の改善に取り組みつつ、必要に応じて薬物療法を受ける必要があります。

55

61

運動開始前のセルフチェックリスト

健康づくりのための運動に取り組むときには、体調の確認が大切です。
自分でチェックする習慣をつけましょう。

	チェック項目	回答	
1	足腰の痛みが強い	はい	いいえ
2	熱がある	はい	いいえ
3	体がだるい	はい	いいえ
4	吐き気がある、気分が悪い	はい	いいえ
5	頭痛やめまいがする	はい	いいえ
6	耳鳴りがする	はい	いいえ
7	過労気味で体調が悪い	はい	いいえ
8	睡眠不足で体調が悪い	はい	いいえ
9	食欲がない	はい	いいえ
10	二日酔いで体調が悪い	はい	いいえ
11	下痢や便秘をして腹痛がある	はい	いいえ
12	少し動いただけで息切れや動悸がする	はい	いいえ
13	咳やたんが出て、風邪気味である	はい	いいえ
14	胸が痛い	はい	いいえ
15	（夏季）熱中症警報が出ている	はい	いいえ

昭和63年度　日本体育協会「スポーツ行事の安全管理に関する研究」より引用改変

> 運動を始める前に
> 一つでも「はい」があったら、
> 今日の運動は中止してください。

> すべて「いいえ」であれば、無理のない
> 範囲で※ 運動に取り組みましょう。

（注）このセルフチェックリストでは、分かりやすくするために「運動」としていますが、生活活動(運動以外の身体活動)の場合も、強度が強い場合は同様の注意が必要になります。

※運動中に「きつい」と感じる場合は、運動強度が強すぎるかもしれません。適切な運動強度を知るためにも、自分で脈拍数を確認する習慣をつけましょう。
　（例）あなたが40～50歳代で脈拍数が145拍/分以上になるようなら、その運動は強すぎる可能性があります。
※無理は禁物です。運動中に「異常かな」と感じたら、運動を中止し、周囲に助けを求めましょう。

＿＿＿年＿＿＿月＿＿＿日

説明担当者 氏名：＿＿＿＿＿＿＿　　実践者 氏名：＿＿＿＿＿＿＿
（保健指導実施者）　　　　　　　　　（保健指導対象者）

56

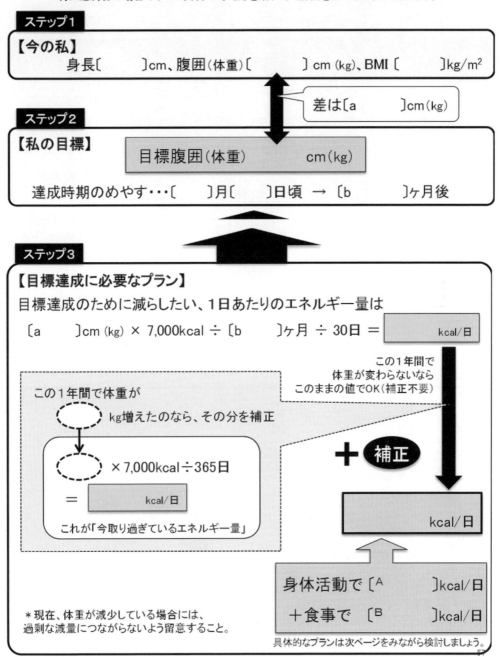

身体活動で〔^A　　　〕kcal／日

身体活動で消費するエネルギー

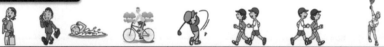

	普通歩行	速歩	水泳	自転車（軽い負荷）	ゴルフ	軽いジョギング	ランニング	テニス（シングルス）
強度（メッツ）	3.0	4.0	8.0	4.0	3.5	6.0	8.0	7.0
運動時間	10分	10分	10分	20分	60分	30分	15分	20分
運動量（メッツ・時）	0.5	0.7	1.3	1.3	3.5	3.0	2.0	2.3
体重別エネルギー消費量（単位：kcal）								
50kgの場合	20	25	60	55	130	130	90	105
60kgの場合	20	30	75	65	155	155	110	125
70kgの場合	25	35	85	75	185	185	130	145
80kgの場合	30	40	100	85	210	210	145	170

エネルギー消費量は、強度（メッツ）×時間（h）×体重（kg）の式から得られた値から安静時のエネルギー量を引いたものです。全て5kcal単位で表示しました。

食事で〔^B　　　〕kcal／日

エネルギーコントロール
・食事量
・調理法
・菓子類
・アルコール等

食事の質のコントロール
・油　→　外食、油料理
・脂質　→　肉、魚、乳製品、油
・糖質　→　穀類、砂糖など
・食塩　→　漬物、加工食品、麺類の汁、調味料
・ビタミン、ミネラル、食物繊維　→　野菜、果物、海藻
・コレステロール、プリン体　→肉、魚、卵

食べ方のコントロール
・頻度
・タイミング
・食べる速さ　など

・地域の食習慣
・食環境
・生活スタイル　など

具体的な食行動
○食べる量を変える
○料理の組合せを変える
○調理方法を変える
○食材を変える
○味付けを変える
○間食・アルコールなどのとりかたを変える
○食事の頻度やタイミングを変える
○高頻度で影響の大きい食行動を変える

身体活動量を実際に測定するため，歩数計を使う際に標準的な方法を身に付けておくことは重要である。本章で示した厚労省による評価シートを活用した対象者への説明ができるようになっておきたい。

引用文献

1) Tudor-Locke, Catrine (June 2002). "Taking Steps toward Increased Physical Activity: Using Pedometers To Measure and Motivate" (PDF). President's Council on Physical Fitness and Sports Research Digest, Washington, DC.

2) Dena M. Bravata, MD, MS (November 21, 2007). "Using Pedometers to Increase Physical Activity and Improve Health". The Journal of the American Medical Association 298 (19): 2296-304. doi: 10.1001/jama. 298. 19. 2296. PMID18029834.

3) "What is 10,000 Steps?". Accu Step 10000. Retrieved 16 March 2009.

4) Tudor-Locke C, Bassett DR Jr (2004). "How many steps/day are enough? Pre liminary pedometer indices for public health". Sports Med 34 (1): 1-8. doi: 10.2165/00007256-200434010-00001. PMID14715035.

5) "The 10,000 steps challenge". National Health Service. 11 December 2007. Retrieved 16 March 2009.

6) Marshall SJ, Levy SS, Tudor-Locke CE *et al.* (2009). "Translating physical activity recommendations into a pedometer-based step goal" (PDF). *Am. J. Prev. Med.*

7) Leonardo da Vinci. Edward Mac Curdy, ed. The Notebooks of Leonardo Da Vinci. New York: Reynal & Hitchcock. p. 166. ISBN0-9737837-3-7 (1938).

8) Gibbs-Smith (1978). Missing or empty |title= (help)

9) Wolf ML. "Thomas Jefferson, Abraham Lincoln, Louis Brande is and the Mystery of the Universe" (PDF). Boston University Journal of Science & Technology Law1 (1995).

10) "Pedometers: Your mile age may vary". Interesting Thing of the Day. altconcepts. 14 November 2004. Retrieved 16 March 2009.

11) Wilson DL, Stanton LCJ. Thomas Jefferson Abroad. New York: Modern Library. ISBN0-679-60186-4 (1996).

12) Diersen SE & Fransworth S. "Jefferson's Inventions". University of Virginia. Retrieved 16 March 2009.

13) Catrine Tudor-Locke. Manpo Kei: The Art and Science of Step Counting. Victoria, Canada: Trafford Publishing. ISBN1-55395-481-5 (2003).

14) WRon Sutton, Mr. Pedometer, personally know all 3 people involved

15) M. Karabulut, S. Crouter, D. Bassett. "Comparison of two waist-mounted and two ankle-mounted electronic pedometers". European Journal of Ap-

plied Physiology 95 （4）: 335-43. doi: 10.1007/s00421-005-0018-3. PMID16132120 (2005).

16）Susan D. Vincent, CaraL. Sidman. "Determining Measurement Errorin Digital Pedometers". Measurement in Physical Education and Exercise Science 7 （1）: 19-24. doi: 10.1207/S15327841MPEE0701_2 (2003).

17）CG Ryan, PM Grant, WW Tigbe, MH Granat. "The validity and reliability of an ovelactivity monitor as a measure of walking". British Journal of Sports Medicine 40 （40）: 779-784. doi: 10.1136/bjsm. 2006. 027276. PMC2564393. PMID16825270 (2006).

18）iPod nano: Fitness. Meet your new personal trainer.". Apple Inc. Retrieved August 4, 2012.

19）http://techstyles.com.au/fitbit-wireless-activity-tracker-review/sports-technology/

20）http://www.pokemon.co.jp/special/hgss/pokewalker/

21）3DS Activity Log". 3DS Activity Log. Retrieved 27 March 2011.

22）http://www.nintendoworldreport.com/forums/index.php?topic=36664.0

23）http://www.pedometers.org/mp3-pedometer/

24）http://walking.about.com/od/Computer-Linked-Pedometers/fr/Tractivity.htm

25）http://developer.android.com/about/versions/kitkat.html#44-sensors

26）http://www.techradar.com/reviews/phones/mobile-phones/iphone-5s-1179315/review/6

27）星川保，豊島進太郎，鬼頭伸和，松井秀治，出原鎌雄，国富猛：ペドメーター歩数と酸素摂取量との関係一中学校体育のバレーボール，サッカー，バスケットボール教材について一体育科学 14：7-14，1986.

28）加賀谷淳子，幼児の運動生活体育の科学 221386-391，1972.

29）北川薫，梅村義久，高見京太，石河利寛，山本高司：HRVo_2 関係．式から推定した中学生の１日のエネルギー消費量とその問題点．体育科学 19 二 57-63，199i.

30）日本学校保健会＝平成６年度児童・生徒の健康状態サーベイランス事業報告。日本学校保健会編．1996

31）Richmond SA, Fukuchi RK, Ezzat A, Schneider K, Schneider G, Emery CA. Are joint injury, sport activity, physical activity, obesity, oroccupational activities predictors for osteoarthritis? A systematic review. J Orthop Sports Phys Ther. 43 (8): 515-B19. 2013 Aug.

32）Umpierre D, et al. Physical activity advice only or structured exercise training and association with HbA1c levels in type 2 diabetes: asystematic review and meta-analysis. JAMA. 305: 1790-9. Pub Med 2011.

参考文献

1）Yoshimura N, Campbell L, Hashimoto T, et al: Acetabular dysplasia and hip osteoarthritis in Britain and Japan. Br J Rheumatol. Nov; 37 (11): 1193-1197 1998.

2) Inoue K, Wicart P, Kawasaki T, *et al*: Prevalence of hip osteoarthritis and acetabular dysplasia in french and japanese adults. Rheumatology (Oxford); 39 (7): 745-748. 2000.

3) Yoshimura N, Muraki S, Oka H, *et al*: Prevalence of knee osteoarthritis, lumbar spondylosis, and osteoporosis in Japanese men and women: the research on osteoarthritis/osteoporos is against disability study. J Bone Miner Metab; 27 (5): 620-628. 2009.

4) Muraki S, Akune T, Oka H, *et al*: Association of occupational activity with radiographic knee osteoarthritis and lumbar spondylosis in elderly patients of population-based cohorts: alarge-scale population-based study. Arthritis Rheum. 15; 61 (6): 779-86 2009 Jun.

5) Muraki S, Oka H, Akune T, *et al*: Prevalence of radiographic knee osteoarthritis and its association with knee pain in the elderly of Japanese population-based cohorts: the ROAD study. Osteoarthritis Cartilage.; 17 (9): 1137-1143 2009 Sep.

6) P. C. Heyn, K. E. Johnson, A. F. Kramer: Endurance and strength training outcomes on cognitively impaired and cognitively intactolder adults: ameta-analysis. J Nutr Health Aging.; 12 (6): 401-409 2008.

7) Agüero-Torres H, Fratiglion iL, *et al*.: Dementia is the major cause of functional dependence in the elderly: 3-year follow-up data from a population-based study. Am J Public Health. 1998; 88 (10): 1452-6.

8) Auyeung TW, KwokT, *et al*., Functional decline in cognitive impairment — the relationship between physical and cognitive function. Neuroepidemiology 2008; 31: 167-173.

9) Black SA, Rush R: Cognitive and functional decline in adults aged 75 and older. J Am Geriatr Soc 2002; 50: 1978-1986.

10) Colcombe S, Kramer AF: Fitness effects on the cognitive function of older adults; A meta-analytic study. Psychol Sei 2003; 14: 125-130.

11) Patricia Heyn, Beatriz C. Abreu, *et al*.: The effects of exercise training on elderly persons with cognitive impairment and dementia: A Meta-Analysis. Arch Phys Med Rehabil 2004; 85: 1694-1704.

12) Wang L, Larson EB, *et al*.: Performance-based physical finction and future dementia in older people. Arch Intern Med. 2006; 166: 1115-1120.

13) Williamson JD, Espeland M, *et al* : Changes in cognitive function in a randomaized trial of physical activity: results pf the lifestyle interventions and independence for elders pilot study. J. *Gerontol A Biol Sci Med Sci*; 64A: 688-694 2009.

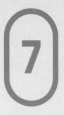

7 身体活動を分析するための理論

　ここでは，身体活動を促すためのさまざまな理論があることを知っておこう。まず，心理的行動学的理論を紹介する。また人体を剛体のように考え，力学的な理論としてバイオメカニクス，人間の動作における心理，生理学と運動力学の複合要因を扱うエルゴノミクスなど種々の理論があるが，代表的なものについて知っておこう。

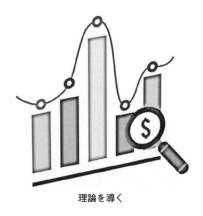

理論を導く

7-1　身体活動と保健行動理論

　身体活動の定量化には，バイオメカニクスからみた人間の動作に伴う加速度を検出して記録するという加速度センサーの数値を解析することと同時に，動作の動機など心理的な態度，行為を必要とする理由を記述し，その両者の要因を明らかにしなければならない。

　ここで，動作の遂行の命令がなされる人間の感覚，知覚，認知のレベルで働き掛ける方法が保健行動理論と呼ばれる認知心理学あるいは社会心理学から求められたモデルが研究され提唱されている。

　ここでは，代表的な理論をあげる。

(1) 健康信念モデル　health belief model
保健信念モデル，あるいはヘルスビリーフモデルとも呼ばれる。予防

的保健行動の実行を予測するために開発された。かかったら大変な病気
だと感じる病気の重大性と，自分はかかるかもしれないと思う病気に対
する脆弱性または罹患性により病気に対する脅威が高まり，その予防行
動の有益性と便宜性によって，勧められた予防行動を実行する可能性が
予測できるというもの。

(2) 自己効力感モデル self-efficacy model

心理学者アルバート・バンデューラによって提唱された。自己に対す
る信頼感や有能感のことをいう。

人がある行動を起こそうとする時，その行動を自分がどの程度うまく
行えそうか，という予測の程度によって，その後の行動の生起は左右さ
れる。つまり，「自分にはここまでできる」という思いが行動を引き起こ
すのであり，その思いのことをバンデューラは"自己効力感"と呼んだ。

信念モデルのポイント

自己の信念
"本人にとってどう感じられるか"が重要

自己効力感の高め方

自己効力感は，主に4つの源泉によって形成されるといわれている。

1. 達成体験

自分自身で行動して，達成できたという体験のこと。これが最も自
己効力感を定着させるといわれている。

2. 代理経験

他者が達成している様子を観察することによって，「自分にもでき
そうだ」と予期すること。自らが体験できる範囲は限られているため，

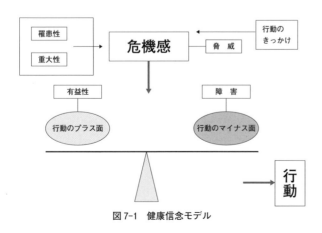

図7-1　健康信念モデル

この代理経験で得られる自己効力感の影響は大きいと考えられる。

3. 言語的説得

　達成可能性を，言語で繰り返し説得すること。しかし，言語的説得のみによる自己効力感は，容易に消失しやすいといわれている。

4. 生理的情緒的高揚

　苦手だと感じていた場面で，落ち着いていられたり，赤面や発汗がなかったりすることで，自己効力感が強められること。

　上記から考えると，スモールステップの原則で達成体験を蓄積し，自己効力感を高めつつ，目標とする身近なモデルを見つけて代理的に達成感を経験することで，自己効力感を育てていくことができると考えられる。

Bandura

・人は，ある行動が望ましい結果をもたらすと思い，その行動をうまくやることができるという自信があるときに，その行動をとる可能性が高くなる，という理論

1　ある行動がどのような結果を生み出すかという本人の判断のことを「結果期待」という
2　その行動をうまく行うための自分の能力に対する信念を「自己効力感」という

(3) 変化のステージ理論

　行動変容ステージモデルとは，1980年代前半に禁煙の研究から導かれたモデルであるが，その後食事や運動をはじめ，いろいろな健康に関する行動について幅広く研究と実践が進められている。行動変容ステージモデルでは，人が行動（生活習慣）を変える場合は，無関心期 → 関心期 → 準備期 → 実行期 → 維持期 の5つのステージを通ると考える。

自己信念モデル（健康信念モデル）と自己効力感モデルの違い

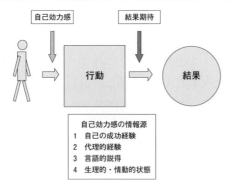

その行動を促すものは，何か？

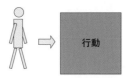

図 7-2　自己効力感モデル

Prochaska と DiClemente

・人の行動が変り，それが維持されるには 5 つのステージを通ると考える

1　6 か月以内に行動を変える気がない時期
2　6 か月以内に行動を変える気がある時期
3　1 か月以内に行動を変える気がある時期
4　行動を変えて 6 か月以内の時期
5　行動を変えて 6 か月以上の時期

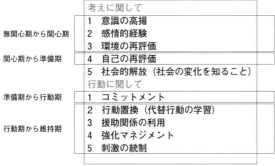

図 7-3　維持期に向かわせる方法

(4) ストレスコーピング　stress coping

　ストレスの元にうまく対処しようとすること。問題焦点コーピングと
情動焦点コーピングに分けられる。ストレスの元（ストレッサー）にう
まく対処しようとすることを，ストレスコーピングという。ストレッサ
ーによって過剰なストレスが慢性的にかかると心身へのさまざまな悪影
響が考えられるため，健康を維持するにはうまくストレスコーピングす
ることが必要になる。

　ストレスコーピングの方法は，大きく以下の２つに分けられる。
① 問題焦点コーピング　　ストレッサーそのものに働きかけて，そ
　れ自体を変化させて解決を図ろうとすること（例：対人関係がス
　トレッサーである場合，相手の人に直接働きかけて問題を解決す
　る）。
② 情動焦点コーピング　　ストレッサーそのものに働きかけるので
　はなく，それに対する考え方や感じ方を変えようとすること（例：
　対人関係がストレッサーである場合，それに対する自分の考え方
　や感じ方を変える）。
　ストレッサーそのものが対処によって変化可能な場合は問題焦点コー
ピングが適当で，ストレッサーが対処によっても変化可能でない場合は
情動焦点コーピングが適当であると考えられる。

Holmes と Rahe, Lazarus と Folkman
・ストレッサーとなる出来事がある期間内に多く起きるほど，健康状
　態に悪影響を及ぼすであろう。
・有害な（悪玉）ストレッサーと有効な（善玉）ストレッサーがある

(5) ストレスマネジメント

　「何らかの対処が必要な状況や変化」のことを「ストレス状況」とい
う。対処が難しい状況において，私たちの心や身体はさまざまな反応を
起こす。それが「ストレス反応」であり，自分のストレスについてよく
知り，適切な対処法を実践することで，ストレスと上手につきあってい
くことをいう。
　自分のストレスを知り，適切に対処するには，自分のストレスを３つ
のパートに分けて考えるのが役に立つ。その３つとは，① ストレス状
況，② ストレス反応，③ 人間関係（プラス，マイナス）とされる。臨床
心理技法には　漸進的筋弛緩法，自律訓練法，超越瞑想法，バイオフィ
ードバック法などがある。

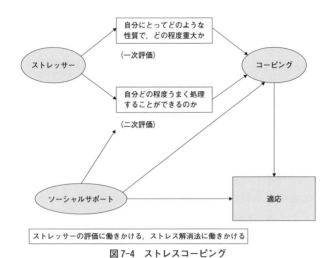

図7-4　ストレスコーピング

ストレスマネジメント
1　漸進的筋弛緩法
2　自律訓練法
3　超越瞑想法
4　バイオフィードバック法

(6) ソーシャルサポート

　ソーシャルサポートとは「社会的関係の中でやりとりされる支援のこと」をいう。健康面におけるソーシャルサポートの働きとして以下のことがあげられる。

　例えば，健康によい食事や運動・禁煙などを続けていく上で，家族を含めた周りの人からいろいろなサポートを受けることで，それらの行動が長続きしやすくなると考える。ストレッサーがあっても周りの人からサポートを受けることによって，そのストレッサーを前向きにとらえられるようになり，うまくストレッサーに対処（コーピング）することができるようになるとする考え方。

健康に関する行動

　セルフケア

　治療へのアドヒアランスへの影響

　ストレッサーの影響を和らげる働き

　実際に受けたサポートの働き

　ソーシャルサポートを受けることができると思うことの働き

情緒的サポート

・狭義の情緒的サポート
・評価的サポート

手段的サポート

・情報的サポート
・道具的サポート

(7) コントロール所在

自分の健康状態をコントロールしている場所がどこにあるかを考えることを指し，大きく内的と外的に分けられる。

健康に関するコントロール所在とは，自分の健康状態を決めている（コントロールしている）場所がどこにあると考えるかをいう。健康に関するコントロール所在は，大きく以下の2つに分けられる。

① 内的コントロール所在 自分の健康状態は，自分の行動や努力によって決まるという考え方（自分が健康になれるかどうかをコントロールしている場所は，自分の内にあるとする考え）

② 外的コントロール所在 自分の健康状態は，他人の力や運によって決まるという考え方（自分が健康になれるかどうかをコントロールしている場所は，自分の外にあるとする考え）

人はこのふたつの考えのどちらを強く持っているかによって，内的コントロール所在傾向の人と外的コントロール所在傾向の人に分けられる。

Rotter

・物事の結果を決める力がどこにあるかを考えるのかを示す考え方
・物事の結果が，その人自身の行動（努力）によって決まると考える場合には，結果をコントロールする力が，自分の中にあるという内的コントロール所在
・反対に，物事の結果は，自分の行動（努力）とは無関係に，自分以外のもの（他人や運）によって決まると考える場合は，結果をコントロールする力が，自分の外にあるということで，外的コントロール所在

これらの他にも，保健行動を考察するための理論が提唱されている。クライアントの行動変容に介入する場合，指導者は指導方針の中身を理論的に説明可能な状態にすべきである。

説明可能性を高めることは，身体活動支援において必須要因である。

指導効果検証において，これらのモデルで分類可能なカテゴリーに分けられた集団の成績を評価することが可能であり，この分野の研究・臨床技術の開発につながる。

7-2　身体活動のバイオメカニクス

(1) バイオメカニクスのあらまし

バイオメカニクスを定義すると生物学的構造における力とその効果に関する学問である。

Bio（生体，生き物）と Mechanics（力学，力とその効果）を併せてできている。

ここで，改めて力とは何か考えてみよう。すなわち，ニュートンの運動法則における $ma=F$ であり質量（m）×加速度（a）＝力（F），の「力」である。

生物学的構造とは，人間，動物，植物，骨格，筋などを識別する形態とその中身の形態をいう。この形態が力の介入によって運動（Movement），生物学的変化，変形，足底部の圧力分布，傷害を生じる原理の追求がバイオメカニクス[*1]の理論を必要とする理由である。

特に，身体運動のバイオメカニクス（Biomechanics of Human Movement）は，研究の目的がパフォーマンスの改善，傷害予防に置かれている。パフォーマンスの改善の主な研究対象には，プロスポーツ選手，オリンピック選手，高齢者，患者があり，適用例にはトレーニング，リハビリ，運動学習，傷害予防があげられる。特に，傷害予防に関する研究には，バイオメカニクス，スポーツ技術，スポーツ工学，スポーツ用具，シューズ，サーフェス[*2]，装具との関連性がある。

バイオメカニクスと身体活動の接点は，本書の2章，3章で説明した人間の動作の加速度を検出し，行動識別することが身体活動量の測定の原点であることからわかるように，力の発生源とその伝わり方，制御の仕方の仕組みを明らかにすることが求められる点である。詳細は成書に譲り，ここでは身体活動支援の基礎として学習すべき学問であることを述べておく。

バイオメカニクスの重要な概念をいくつか示す。そこでは，人間は最低限の筋力で動いていることが，示されている。動作遂行時の力源は，筋収縮で生じる関節を動かす力（関節モーメント）と重心をくずすこと

*1　バイオメカニクスとは，生物の構造や運動を力学的に探したり，その結果を応用したりすることを目的とした学問のこと。生体力学あるいは生物力学と表されることもある。

*2　サーフェスとは，スポーツ競技場の床面，コートの材質のこと。
　室内ではカーペットや，木材が用いられる。屋外では，芝などが用いられることがある。

による慣性力，重力を巧みに使うバランス能力などがあげられる。特に，人間は動作の初動において，主にてこ利用を無意識に，自然に行っていることは驚きである。

　人間が使う，てこの原理には3つの種類がある。まずは第1のてこ。小さな力で大きな物を動かすことができる（例としては釘抜きなど）。次に第2のてこ。支点と力点の間に作用点があり，力を発揮するには有利だが，早さ発揮するのには不利である（例としては栓抜きなど）。最後は第3のてこである。これらのてこの仕組みが適切に用いられることによって，人間は効率のよい動作が遂行可能となる。

　身体活動の質的分析では，筋力の程度や標準寸法について述べたが，これらの知識は，バイオメカニクスで1つにまとまるのである。

　人間においててこが発揮される例を示す。

第1のてこ　　安定性

・中殿筋による片脚立位保持
・上腕三頭筋による肘関節伸展
第1のてこ　　右から「作用点，支点（荷重点），力点」

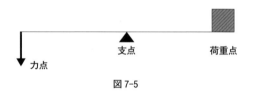

図7-5

第2のてこ　　力の有利性

・下腿三頭筋による足関節底屈
・腕橈骨筋による肘関節屈曲
第2のてこ　　左から「力点，作用点（荷重点），支点」

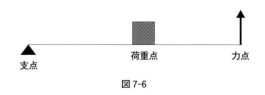

図7-6

第3のてこ　　速さの有利性

・ハムストリングス人体で一番多い
・上腕二頭筋による肘関節屈曲
第3のてこ　　左から「作用点（荷重点），力点，支点」

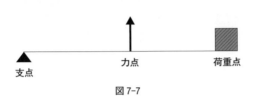

図 7-7

また，重さのある人体がある速度で動くとき，運動量が発生する。

これを式で表せば，運動量＝質量×速度（$N \cdot s$）運動の勢いを表す量となる。

7-3　運動制御を理解するために必要な神経系の働き

　身体活動を作るのは，筋の収縮である。筋が適切に働くためには，筋の情報を中枢に送り，情報が統合されなければならない。求心性の情報は筋の中にある筋紡錘と腱の中にあるゴルジ腱紡錘の2種類があり，張力受容器によって脊髄に伝えている。筋が伸ばされると筋紡錘が興奮

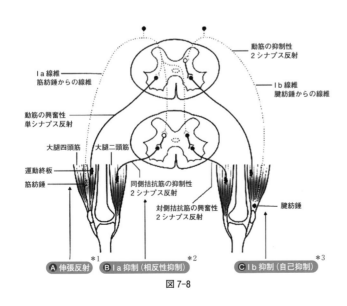

図 7-8

＊1　伸張反射とは，筋の伸張された刺激が脊髄内の運動神経に伝わることで，筋収縮が起こること。

＊2　相反性抑制（Ⅰa抑制）とは，伸張反射において動筋が収縮しやすいように，反射的にその拮抗筋が弛緩することで動きが円滑になるのが相反性抑制（Ⅰa抑制）と呼ばれるもの。

＊3　Ⅰb抑制とは，筋が極度に緊張された時，筋を保護するために腱紡錘ゴルジ腱器官が興奮してその信号がⅠb線維を通って脊髄に達し反射的に金が弛緩するという仕組みのこと。

し，Ia群線維を介して脊髄から上位の中枢に信号が伝達される。この，信号が求める動きを作り出す主動筋に指令として降りてくるが，同時に相反抑制（Reciprocal inhibition）という仕組みが働かねばならない。主動筋が収縮する際に拮抗する筋が弛緩する神経機構である。例えば肘関節を屈曲させる際には上腕二頭筋が主動筋として働く。その際，上腕二頭筋が収縮しやすいように拮抗する上腕三頭筋は弛緩する。

筋収縮を大きく分けると，求心性収縮，遠心性収縮[*4]，等尺性収縮[*5]に分けられる。

まずは一番イメージしやすい求心性収縮がある。求心性収縮とは筋肉の起始部と停止部が近づいていく収縮のことをさす。収縮力が抵抗よりも大きい場合をいう。

運動路（Cortico spinal tract）　運動路には外側皮質脊髄路，前皮質脊髄路，皮質核路，顔面神経へと接続する経路が出ている。大まかに外側皮質脊髄路と前皮質脊髄路について知っておくとよい。運動路は中心前回の一次運動路（一部は運動前野）から内包後脚を経て中脳の大脳脚に至る。

神経系のはたらきには，さらに複雑な機構があるが，詳細は成書に譲るとして，神経系が働くことで身体活動がなされていることを意識して欲しい。神経系に障害をきたすと，標準的な加速度で動作を遂行することができない。その程度を記録・追跡することが神経系の病態理解に貢献しうる。

7-4　アライメント（重心と体節の並び）

アライメントとは，重心と体節の並びのことである。まずは，左右方向（前額面）へのアライメントは背面から見ると指標として次の5つが上げられる。後頭隆起，椎骨棘突起，殿裂，両膝関節内側の中心，両内果の中心を通過する。次に側方（矢状面）から次の5つが上げられる。矢状面上では乳様突起（耳垂のやや後方），肩峰，大転子やや後方，膝関節前部，外果の前方を通過する。

身体活動においてアライメントは重要な指標である。適切な動作の加速度が発生する直前の位置は，アライメントが正常範囲にあるほど，得られた身体活動量の測定値の解釈が容易になる。また，このアライメントが正常範囲を超える状況は，高齢者や運動障害を反映するので，その位置を記録した上で，動作の加速度を測定することによって，あらゆる

＊アライメント

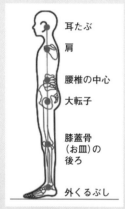

矢状面のアライメント

耳たぶ
肩
腰椎の中心
大転子
膝蓋骨
（お皿）の
後ろ
外くるぶし

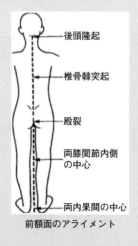

前額面のアライメント

後頭隆起
椎骨棘突起
殿裂
両膝関節内側
の中心
両内果間の中心

正常な姿勢と判断する場合，これらの指標が一直線上にあると考える。

ライフステージにある人の身体活動量の値を評価することが可能となる。

7-5　身体活動と運動学習

　身体活動の支援は，好ましい行動が好ましい動作によって，クライアント自身が self-control 可能な状態が継続するように指導者が教育あるいは，情報を提供することである。健康の維持増進や生産性の向上，危険の回避など様々な目標に向かって，好ましい動作や行動を学習することが求められる。ここで学習とは運動学習を指す。運動学習の定義は，意識的に運動課題の難易度，複雑度，力の強弱など順序性のもしくは間隔性，比例性を持った課題構造を動作の繰り返しによって課題遂行が可能になる動作を練習することである。

　動作の記憶は，脳が担う。感覚器も動作の記憶に貢献する。時間空間の中で取りうる姿勢，四肢の位置，力の制御，視覚・聴覚・触覚・圧覚などの情報の大きさ，タイミングなどを貯蔵し利用できるように処理されている。

　学習の成立の定義は，課題の成否が再現されることと定義すると，再現までの時間によって分類できる。再現までの時間は次のように保持されている。

1）感覚記憶：msec 単位まで保持される。
2）短期記憶：数秒から数分まで保持される。
3）長期記憶：数日から数年，あるいは永続して保持される。

　運動課題は連続課題（オープンスキル）という身体運動の始まりや終わりが明らかでない課題と不連続課題（クローズドスキル）という運動に明らかな始まりと終わりがあるものに分けることができる。

　運動学習では，感覚器から得られた情報およびパフォーマンスをフィードバックとして利用する。

1）フィードバック制御：遂行中の運動制御に利用し，運動軌道を修正するものである。
2）学習フィードバック：つぎの運動を改善するために，役立つ情報を提供するものである。

運動技能学習の３段階は以下の通りである。
1）初期相（認知相）
　・目標と手段を理解すること（宣言的知識の獲得）。

・フィードバックに役立てる。
2）中間相（連合相）
・個々の運動が系列運動へつながっていく。
・フィードバックが重要になる。
3）最終相（自動相）
・手続きが自動化し，運動への注意も減少する。
・言語が不要化される＊。
・フィードフォワードが可能になる。

練習の分類は以下の3つに分類できる。
1）集中練習：休みなく連続的に行なう（数分〜数時間，・数回〜数百
　　　　　　回）。
2）分散練習：1回の練習を短く，試行回数を少なくして，練習回数を
　　　　　　増やす。
3）心理的練習：頭の中で繰り返す，イメージトレーニング。

練習方法の分類（全体法と部分法）
1）全体法
・課題の始めから終わりまでを通して行ない，それを反復する。
・練習した諸部分を結合する操作がなく，能率的とされる。
2）部分法
・課題内容を部分に分けて，順次実施する。
・練習を実施しやすい部分に分けることができる。

学習の転移
1）転　　移：以前行なった学習が，後に行なう学習に影響する。
2）正の転移：以前行なった学習が有利に働く場合。
3）負の転移：以前行なった学習が不利に働く場合。
4）両側性転移：身体の片側で行なった学習が，対側に転移すること。

運動技能の保持
1）連続課題では，学習が充分にされやすく，保持も強力とされる。
2）不連続課題では，学習に言語的要素が多くなる。
3）連続課題の学習では，記憶混成が消失しにくくなる。

運動学習の道具として，動作の加速度情報を用いることも可能であ

る。その活用はこれからの IT の進歩に伴い，様々なものが出てくるだろう。運動学習は身体活動支援における鍵である。

7-6　身体活動のエルゴノミクス

　エルゴノミクスとは，人間の生理的・心理的な特徴をもとに，「人間にとっての使いやすさ」という観点から，機械などのあり方を研究する学問。「人間工学」と訳される。人間が扱いやすい装置の形状などを研究することで，疲れやストレスをなるべく感じずに人間が機械を扱えることを目的とする学問である。エルゴノミクスという単語はマーケティングにもよく使われており，筆記用具や椅子などを中心に，エルゴノミクス対応をうたう製品が数多く出回っていることはよく知られている。

　身体活動支援において，動作性（運動性疲労）疲労の回避は重要な課題であり，エルゴノミクスの知識が求められる。人間工学，人間中心設計などに詳細を譲り，本書ではエルゴノミクスを用いて身体活動を分析的に考察することが可能であることを述べるに留めておく。仮想現実なども有望な身体活動の支援において有望な技術である。

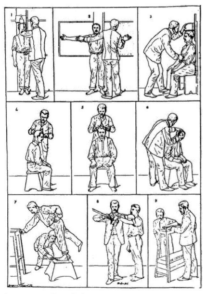

図は人体測定を行っているところ（Who Developed Anthropometry：Alphonse Bertillon（1853-1914））

　小田は，エルゴノミクスとは人と機械の関係を「マン・マシン・システム」として捉え，人と機械の最適な関係づくり，つまり「人と機械の

最適化」を目指すものと説明している。エルゴノミクス（Ergonomics）という言葉は，ギリシャ語の ergon と nomos に由来しており，Ergon は労働，nomos は自然の法則あるいはシステムと訳される。

エルゴノミクスの考え方は日常生活やスポーツ，生産ラインの設計，製品設計，事務機器やオフィスの設計，快適な職場づくりなどその普及範囲は多岐にわたる。近年では「産業エルゴノミクス」が普及・発展し，生産ラインの改善や職場における様々な問題解決手法として取り入れられている。

エルゴノミクスでは人間にかかる負荷を「疲労」として捉え，主に以下のように分類している。作業に伴う疲労をいかに防ぎヒューマンエラーを予防するかを重要なテーマとしている。疲労を以下のように分類し，測定・評価・介入をする。

1) 筋肉疲労：重いものを持ち上げたり，運んだりするときに身体にかかる負荷や，そのときの姿勢の悪さに起因する疲労。

2) 精神疲労：連続的な緊張感，職場の人間関係，本人の仕事に対する感情等に起因する疲労。

3) 目の疲労：表示方法の悪さ，照明やグレア（眩光），目の酷使などによって生じる疲労。

4) 概日周期性疲労：夜勤など昼夜リズムの変調によって生じる疲労

5) その他：単調感，退屈感などからくる疲労

また先進国，とくに日本においては「少子化」による生産人口の減少，長寿命化での雇用延長による職場の高齢（シニア）化が徐々に深刻化してきており，誰もが健康的に長く働ける職場づくりが大きな課題となっている。日本はこれまで，いわゆる「Q：品質」「C：コスト」「D：納期」の改善による競争力向上に重点を置いてきたため，人と機械の調和がおろそかにされてきており，実際，作業に起因する休業の原因は，約6〜7割が腰痛となっているとされる。

生産現場に限らず，あらゆる産業において機械や情報機器の進化が進み，仕事場に深く浸透し，人と機械，情報機器との関係が多様化し複雑化してきている。このような状況において人と機械の最適化を目指すエルゴノミクスは，ますますその活用が問題解決の有効な手法となってきている。身体活動支援において，エルゴノミクスを取り入れたマン・マシン・システムの設計，運用手法を実践することが重要であるが，この分野の取り組みはまだ十分でない。

身体活動は行動・行為の具体例でもある。行動科学の法則と根拠のあ

るエルゴノミクスのデータを活用し，身体活動に関する課題解決に向け
て対策を立てることが肝要である。

引用文献

1）Wold Health Organization: Technical Report Series No432-Reserch in Health Education.（1969）: Report of a WHO Scientific Group. p. 5
2）宮坂忠夫．川田智恵子（1991）:『健康教育論』メヂカルフレンド社.
3）松本千明.（2002）: 健康行動理論の基礎. 医歯薬出版.
4）松本千明. 行動変容をうながす 保健指導・患者指導.（2007）: 医歯薬出版.
5）松本千明. 行動変容 実践アドバイス 50.（2009）: 医歯薬出版.
6）https://www.jmac.co.jp/glossary/a/ergonomics.html#:~:text=%E3%82%A8%E3%83%AB%E3%82%B4%E3%83%8E%E3%83%9F%E3%82%AF%E3%82%B9%E3%81%A8%E3%81%AF%E4%BA%BA%E3%81%A8, %E3%82%B7%E3%82%B9%E3%83%86%E3%83%A0%E3%81%A8%E8%A8%B3%E3%81%95%E3%82%8C%E3%82%8B%E3%80%82）（2022 年月 1 日閲覧）

参考文献

1）大橋ゆかり（2004）: セラピストのための運動学習 ABC. 文光堂.
2）中村隆一・齋藤宏・長崎浩.（2003）: 基礎運動学　第 6 版. 医歯薬出版.
3）道免和久（2001）: 運動学習とリハビリテーション. バイオメカニクス学会誌. 25（4）. 177-182.
4）Bernstein. NA. The co-ordination and regulation of movements, Pergamon Press, New York. 1967.
5）Kottke. FJ. Halpern. D. Easton. JK. M. Ozel. AT. Buill. C. A.（1978）: Training of Coordination. Arch Phys Med Rehabil. 59. 567-572.
6）Kottke. F. J.（1990）: Therapeutic Exercise to Develop Neuromuscular co-ordination. In Krusen's Handbook of Physical Medicine and Rehabilitation（ed. by Kottke, F. J. and Lehmann, J. F. 452-479. Saunders. Philadelphia.
7）Schmidt. R. A.（1975）: A schema theory of discrete motor skill learning. Psycho. Rev. 82. 225-260.

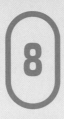

8

身体活動データを用いる
ピリオダイゼーション

ピリオダイゼーションとは，オーバートレーニングや単調さを防止するとともに最終目的をより効率的で確実に達成するための期間や周期を基準にした実践配備の方法をいう。この単調さを防ぎ，蓄積疲労効果も見積もって，試合などにベストコンディションで臨ませるテクニックをいう。蓄積疲労度を練習中の全身運動で生じた加速度を代表とする身体活動量のみならず，1日のすべての加速度の測定に基づき決定し，その周期性を推定しながら，スポーツ選手の個々の状況とチームのよりベターな状況を試合当日に作り出すこともピリオダイゼーションの技術とされる。加速度および心拍数の累積値や、一定の加速度を維持している間の心拍数を評価するなどの評価方法が開発されている。

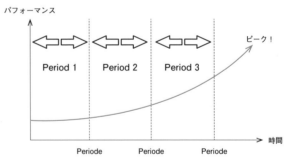

ピリオダイゼーション（中村颯介氏描出，footballista3月号を著者加筆）

8-1 ピリオダイゼーション

(1) ピリオダイゼーションのバリエーション

長期的なトレーニング期間全体にわたって常に同じプログラムを継続するのではなく，トレーニング期間全体をいくつかの短期的な時期に区切って，それぞれ独自の目的達成のためにプログラム変数を変化させ，それらを全体として作用させることによって，オーバートレーニングや

単調さを防止するとともに最終目的をより効率的で確実に達成するために多様性を持たせることである。ここでは絶対筋力をアウトカムした具体例を示す。

8-2 トレーニングの時間構造

ピリオダイゼーションの時期区分は，基本的には1年間または半年間を最も大きなマクロサイクルと呼ぶ全体としてとらえ，それをメゾサイクルと呼ばれる通常4週間から8週間のいくつかの時期に区分する。そして各メゾサイクルは，それぞれ1週間のミクロサイクルと呼ばれる単位から成り立つことになる。ミクロサイクルを構成する1日がトレーニング日であり，1日に通常1〜3回のワークアウト（＝セッション）を行う。

年間に大きな大会が3つあるような競技種目によっては，マクロサイクルを1/3年としたり，後で述べるようにメゾサイクルを2週間程度の短期で区切ったり，週に2回の試合が組まれているような場合などはミクロサイクルを3日から4日にすることもある。

こうして構造化された各時期のプログラム変数を最終目標実現に向けて変化させていくのである。

8-3 時期区分

数週間から成り立つメゾサイクルをどのように区分するべきかが，そのピリオダイゼーションを最も大きく特徴づけることになる。筋力にかんして，一般的に行われている区分は次の通りである。

1）準備期 → 試合期 → 移行期

これは，最も簡単な時期区分である。この場合，移行期にいわゆるオフシーズントレーニングとして基礎的・一般的なトレーニングを行い，準備期に専門的トレーニングを増加させ，試合期には専門的トレーニング中心で進めるというものである。

2）準備期 → 第1移行期（転換期）→ 試合期 → 第2移行期（積極的休養）

準備期におこなった基礎的・一般的トレーニングの成果を土台として試合期に必要な専門的トレーニングを向上させる（転換させる）という考えかたである。この場合，第2移行期は積極的休養として回復にあてられる。

＊1年（か半年）を1単位＝マイクロサイクルと呼ぶ，これを

⇩

12等分＝4週間にしたものをメゾサイクルと呼ぶ

1メゾサイクルを

⇩

1週間に分ける＝ミクロサイクルと呼ぶ

⇩

これを1日に分け

⇩

さらに1日を3回に分ける

85

*1 アクティブレストの考え方とは，
ピリオダイゼーションは効果的な休息
の与え方による超回復（通常の回復を
上回ること）を期待する。アクティブ
レストの目的は積極的な休息時間（期
間）を用いてトレーニング効果を高め
ることにある。

*2 クリーンとは，床に置いてある
バーベルなどを肩にかつぐまで持ち上
げる運動のこと。

3) 筋肥大期 → 基礎筋力期 → 最大筋力期 → パワー期 → 維持期（ま
たはピーキング）→ アクティブレスト期[*1]

2) の準備期や第1移行期をさらに筋力に関するトレーニング課題に
沿って詳細に区分したものである。最初に形態的変化を起こさせるべく
筋を肥大させることを目的とした時期を設定し，ついで神経系への刺激
を強めて筋力の基礎を向上させ，この段階を土台としてさらに最大筋力
を向上させ，ついでスピードの要素を加味したパワーの向上を目指す。
そして試合期は，リーグ戦の行われるような長期シーズンスポーツでは
維持期，単発の大会でクライマックを迎える競技ではピーキングを行
い，そのあとは次のシーズンに向けて積極的休養を図るというものであ
る。

このピリオダイゼーションモデルでは筋力パワー期にはスクワットな
どの特に高速で行うことを意識させないエクササイズとは別に，クリー
ン[*2]やスナッチなどのパワー系エクササイズを行うことを前提としてい
る。したがって，こうしたパワー系エクササイズの強度を1RMに対
する75〜90%というスクワットなどのエクササイズよりは軽めに設定
して，フォームを崩さず最大パワーが発揮できる程度に設定しているの
である。

各期の間に移行期として1ミクロサイクル（1週間）程度のアクティ
ブレストまたはきわめて低負荷の回復期を置く場合もある。

4) 解剖学的適応 → 筋肥大 → 筋力 → 転換期（パワーまたは筋持久
力）→ 維持期（またはピーキング）→ 移行期

筋肥大の前に解剖学的適応という時期を設定する考えかたである。関
節や筋の柔軟性を高め，腱や靭帯などの結合組織を強化することを最初
に行うというモデルであるが，各関節を使用するレジスタンス・トレー
ニング種目を最初に大きな負荷を使わずに可動範囲を広くとり，低速で
数多く実施することにより柔軟性を高めることが可能となる。そのこと
がいきなり中・高強度を扱うことによる障害を防ぎ，より高強度のトレー
ニングの土台を作るためには効果的となる。転換期というのは高めた
最大筋力をパワーや筋持久力に転換するという考えである。スピードや
立ち上がりの要素を加味することでパワーを高めること，あるいは時間
または反復回数を加味することで筋持久力を向上させる時期を設定する
というのが特徴となっている。

5) ノン・リニアー

解剖学的適応，筋肥大，基礎筋力，最大筋力，筋力・パワー，筋持久
力などの各時期をたんに一方向的に並べるのではなく，マクロサイクル

のなかで何回も反復するという方法である。例えば解剖学的適応 → 筋肥大 → 基礎筋力 → 筋肥大 → 基礎筋力 → 最大筋力 → パワー期 → 最大筋力 → 筋持久力 → ピーキングというようにひとつの目的を持った時期を繰り返し適用する方法である。一方通行で各時期を並べる方法をリニアー・モデルというのに対して繰り返しを用いる方法をノン・リニアー・モデルという。

8-4　メゾサイクルの長さ：ロング・サイクル

　こうした各時期は通常数週間継続されるが，トレーニングの目的やレベルによってその長さは変化する。たとえば初心者では解剖学的適応に当てる時間を長くとる必要があり，上級者であればこの時期は 1〜2 週間数回のセッションで十分であろう。また，筋肥大が目的である種目やポジションでは筋肥大期を長くあるいは何回もとる必要がある。

　筋肥大において成果を得るには，4 週間や 8 週間程度では顕著な成果を得ることは難しい。したがって筋肥大期は 12 週間から 16 週間継続することが多い。

　最大筋力にしても高重量を継続して負荷していかなければ 1 RM* を大きく増加させることは困難である。したがってこの場合も一定期間の高重量を負荷する時期を設定することになる。こうした方法はロング・サイクルと呼ばれ，各時期にじっくりとひとつの課題に集中して身体の適応を促すことになる。

＊1 RM とは，1 回で最大能力を発揮する作業負荷のこと。重りを用いた場合，最大の重さを持ち上げることのできる量のこと。繰り返すとそれ以上の力が出ないことから 1 回最大負荷量ともいう。

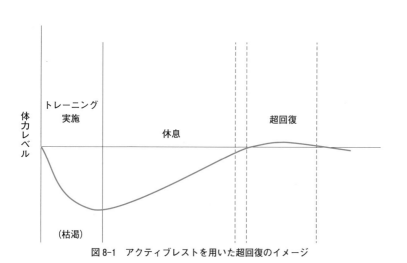

図 8-1　アクティブレストを用いた超回復のイメージ

8-5　メゾサイクルの長さ：ショート・サイクルとハーフ・メゾサイクル

最近，2種類の論拠からこうしたロング・サイクルとは異なるショート・サイクルと呼ばれる方法が用いられ始めている。

1）ショート・サイクル

筋肥大を最も刺激する12〜8RM程度の強度や，筋力向上に最も頻繁に用いられる5〜8RM程度のトレーニングを6〜8週間程度継続するといわゆる速筋線維であるタイプⅡB線維が減少しタイプⅡA化するが，トレーニングを中断するとまたタイプⅡBに戻るという研究データがある。このことは，高強度レジスタンス・トレーニングによっても有酸素トレーニング実施のような「遅筋化」（タイプⅠへの移行はない）が進行することを意味する。したがって爆発的筋力やパワー発揮が重視される競技のコーチの中には，長期間の筋肥大や最大筋力トレーニングを嫌う場合もある。その場合はこうした時期を長期化させず2〜4週間程度に抑え，その直後に軽量・高速のハイパワーを強調する時期を長めに設定し，これを反復するという方法がとられている。

2）ハーフ・メゾサイクル

筋肥大や最大筋力を冬から春先に実施し，本番のシーズンが秋という場合にパワー系のトレーニングを行っていても形態や最大筋力に陰りが感じられるということがある。また，筋力だけではなく，スピードや持久力など複数のコンディショニング要素のピーキングが必要である場合にひとつひとつの要素に集中して順番にトレーニングしていたのでは，長期的なマクロサイクルでは最初に行った要素が低下することがある。そこで，重要な要素については，完全に止めてしまうことをせず，メインとなる要素を強調しつつも他の要素を低いレベルでも維持できるように並行してトレーニングし，通常よりも短期でそれを反復する方法である。

8-6　週内変動型モデル

筋肥大，最大筋力，パワーあるいは爆発的筋力はそれぞれの目的に応じて最適な強度（1RMに対する割合またはRM）がある程度定まっている。したがってロングサイクルやショートサイクルでのトレーニングではそれらを長短の差や反復の有無はあるが，メゾサイクルのレベルで一定期間継続して作用させるという方法をとる。しかし，このモデルはミクロサイクルのレベルでこうした異なる強度を反復する。

例えば，月曜は 10〜12 RM，水曜は 6〜8 RM，そして金曜は 2〜4 RM という具合である。これによって，リニアー方式で 10〜12 RM → 6〜8 RM → 2〜4 RM という段階を踏むよりも最大筋力の向上率が大きいという研究報告や，大学ラグビー部がこの方式をシーズン中に取り入れることによってシーズン中にも筋肥大と 1 RM を向上させたという実践報告もある。

ツアーを行うテニスやゴルフのプロフェッショナルあるいは大会続きでシーズンオフがほとんどない強豪チームなどでも，こうした週内変動モデルをほとんど年間通して行っている例もある。

8-7　メゾサイクル内の強度と量の変動パターン

週内変動型を除いて各メゾサイクルにおいてはそれぞれの目的のもとに強度と量の適切な範囲が決まるが，数週間というメゾサイクルを通して常に同じ強度と量を継続していくことは適切ではない。週数回のワークアウトにおいて何週間も同じ強度と量の組み合わせのまま，例えば実際に使用する重量を徐々に高め，セット数を増やしていくことはオーバートレーニングに陥る可能性を高くする。また，心理的にも単調となりやる気が低下する危険性がある。

そこで，メゾサイクル内において強度と量を変動させる必要が生じる。強度を強・中・弱で，量を多・並・少で示すとともに，セット数/RM 数で標準的な変動パターンを例示した*。a は初心者の筋肥大期の例，b は上級者の最大筋力期の例である。前者では，セット数を段階的に上げ，強度を最終週で上げている。後者では強度を前半の 2 週間は 8 RM，続く 2 週間は 6 RM と上げる一方で，セット数は 1 週間ごとに 4 セットと 3 セットを繰り返し，変化を与えるとともに強度の上昇に対するスムースな適応を促進するように配慮されている。

このように，メゾサイクル全体を通して基本的な狙いは 1 つであってもミクロサイクルレベルで強度と量を変化させることができる。週内変動型モデルを採用するとしても，オーバートレーニングを防ぎ，単調さを克服するためには各週ごとにそれぞれの目的とする範囲内で強度や量は変動させるべきであると考える。

8-8　日内変動パターン

強度と量はミクロサイクル内においても変化させることが効果的であ

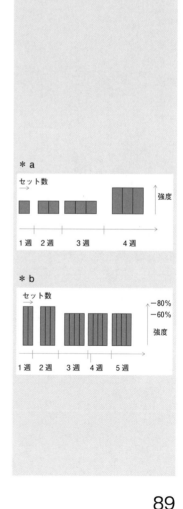

ることがいくつかの研究や実践で確かめられている。

　例えば最大筋力向上を狙いとして週3日，基本的な強度と量のコンセプトを3セット×6RMでトレーニングを行う場合，それぞれの日と強・中・弱というように区別し，次のように変動させるのである。

　　① 強の日…1セット目から6RMのウエイトをセットし各セットで
　　　　　　　最大回数あげる。
　　② 中の日…強の日に用いた6RMの95％をセットし各セットで最大
　　　　　　　回数あげる。
　　③ 弱の日…強の日に用いた6RMの90％をセットし各セットで最大
　　　　　　　回数あげる。

　また，次のような方法も可能である。これは4セット×10RMの例。各セット全て10RMで行うのではなく，セットごとに強度を変える。

　　① 強の日…10RMの90％，95％，100％，100％
　　② 中の日…10RMの85％，90％，95％，100％
　　③ 弱の日…4セットとも10RM可能な重さを用いる

8-9　変化させるべきプログラム変数

　ピリオダイゼーションで変化させるべきプログラム変数は，これまでの研究や文献では強度と量に限定されることが多かった。しかし，変化させるべきものはプログラム変数の全てであると言ってよい。種目選択，種目を実施する順序，休息時間，動作速度や具体的なエクササイズの実施の詳細，他のトレーニングとの関係などを各期の目的に応じて変化させるのである。

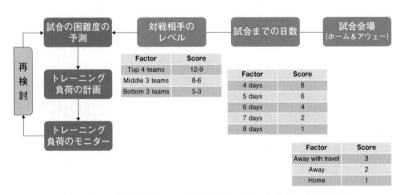

図8-2　シーズン中のトレーニング負荷をいかにコントロールするか？
Kelly and Coutts（2007）

90

① あらかじめ困難度を想定する。

② トータルポイントでトレーニングスケジュールの予測を立てる

③ セッション RPE で週ごとの TRIMP* を計画

④ その週末の試合の厳しさとその週のトレーニング負荷の調整

⑤ TRIMP を普段実施しているエクササイズごとに決定する

⑥ 負荷の強度と量，密度，複雑性，危険度・認知領域，代謝領域（エネルギー），神経・筋領域（コントロール）・心拍数，密度，対人数，広さ（距離）・実施しているエクササイズを列挙し，ポイントを決定する，または，実施しているエクササイズを客観的に分析する

　ピリオダイゼーションは身体活動学のスポーツ分野，さらには企業幹部の健康経営支援への応用の１つであり，今後ますますデータ解析技術とともに発展するであろう。新しい概念であるが，急速に商用スポーツ分野等で利用され始めている。注目して知識の更新をはかっていきたい。

*TRIMP とは，Training Impulese のことで，心拍数ベースのトレーニング量を定量化するための方法。
　TRIMP 値は
　　トレーニング時間（分）×平均心拍数（bpm）
を基本とする式から得られる。
　この数値を監視していくことで一定期間のトレーニング量を評価していくことができる。
　この値を超えると，翌々日に身体疲労が生じるなどの予測に使える身体活動支援において有力なものの１つ。

参考文献

1）ティモ・ヤンコフスキ著（フットボールウィークリー編集部訳），『日本人に教えたい戦術的ピリオダイゼーション入門』，東邦出版（2016）．

2）魚住廣信．マトヴェーエフ理論に基づくトップアスリートの育て方―ピリオダイゼーションの本質を理解する．NAP．2010．

3）ピリオダイゼーション．S&C スポーツ科学計測テクノロジー．
http://www.sandcplanning.com/article/15054159.html（2017.9）

4）Daniel S. Lorenz, Michael P. Reiman, John C. Walker, Periodization-Current Review and Suggested Implementation for Athletic Rehabilitation-. *Sports Health*. 2010 Nov; 2（6）: 509-518.
doi: 10.1177/1941738110375910

5）Harries SK1, Lubans DR, Callister R. Systematic review and meta-analysis of linear and undulating periodized resistance training programs on muscular strength. *J Strength Cond Res*. 2015 Apr; 29（4）: 1113-25

6）Hartmann H1, Wirth K2, Keiner M3, Mickel C2, Sander A4, Szilvas E2. Short-term Periodization Models : Effects on Strength and Speed-strength Performance. *Sports Med.*, 2015 Oct; 45（10）: 1373-86.

7）Apel JM1, Lacey RM, Kell RT. A comparison of traditional and weekly undulating periodized strength training programs with total volume and intensity equated. *J Strength Cond Res*. 2011 Mar; 25（3）: 694-703.

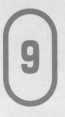

身体活動と栄養のヘルスリテラシー

身体活動を行うには，栄養が必要である。そして，適切な栄養摂取と身体活動の維持には健康教育が欠かせない。

健康管理の視点からは，対象となる人々において，例えば食品添加物の摂取に関する安全性などの情報を入手し，理解，判断・活用する一連の行動能力を評価することが求められる。私たちはどのくらい，国内外の事実を知っているだろうか。このような健康情報能力を如何に測定し，それを生かした指導・教育を実践することは食事の管理のみならず身体活動の在り方を同様にコントロールする能力を反映する。したがって，食事と運動・身体活動の在り方を生活の中で意識して実践するよう支援することは身体活動支援・教育そのものであり，公衆衛生活動における重要なテーマとなる。

健康教育において，ヘルスリテラシー（health literacy）は必須の概念である。身体活動を支えるヘルスリテラシーについて述べる。

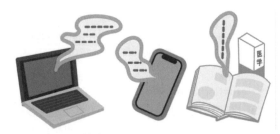

ヘルスリテラシーのイメージ（https://note.com/yokoito_illust/n/n36a53d55b399）

9-1　ヘルスリテラシー

(1) ヘルスリテラシーとは

健康面での適切な意思決定に必要な基本的健康情報やサービスを調べ，入手，理解し，効果的に利用する個人的能力の程度を意味する。医療リテラシーとも称される。

健康情報を入手し，理解し，評価し，活用するための知識，意欲，能力のことであり，それによって，日常生活におけるヘルスケア，疾病予

防，ヘルスプロモーションについて判断したり意思決定をしたりして，
生涯を通じて生活の質を維持・向上させることができる。ヘルスケア，
疾病予防，ヘルスプロモーションの3つの領域で用いられる。

　ヘルスリテラシーの測定の始まりは，アメリカでリテラシー（識字能
力）を測定するために開発された。これは読み書きだけに限ったもので
はなく，「読み書きそろばん」というように，数値を理解したり計算がで
きたりする数的な能力も含まれる。数的な能力は，リテラシーの一部で
あるが，それと区別する場合は，ニュメラシー（numeracy）と呼ばれて
いる。ナンバー（number）とリテラシー（literacy）という2つの単語
を組み合わせた造語で数に関するリテラシーを意味する。この能力の測
定方法も多くの研究がある。

(2)　ヘルスリテラシーの具体例としてのアイスクリームテスト（NEWEST VITAL SIGN　NVS スコア）

　表9-1のようなアイスクリームの裏ブタに書かれている栄養成分表を
患者に見せ，6つの質問を行う。この回答の正誤からニュメラシーを判
定するものである。

表 9-1

栄養成分	
サービングサイズ（このサイズ）	½
1コンテナに含まれる数	4
サービングの量	
カロリー　250 kcal	
脂肪　120 kcal	
総脂質　13 g	20 ％DV
飽和脂肪酸　9 g	40 ％
コレステロール　28 mg	12 ％
塩分　55 mg	2 ％
総炭水化物　30 g	12 ％
食物繊維　2 g	
砂糖　23 g	
タンパク質　4 g	8 ％

DV とは 2000 kcal を 1 日の栄養所要量とした時の各
栄養分の比率のこと

【問　題】

1. コンテナ内のすべてのアイスクリームを消費する場合，消費した
　カロリーの量はいくつですか？

　㉘ 唯一の正解は1,000（著者捕捉　コンテナには4つのカップがある，
　　1カップあたり 250 kcal だから 1000 kcal）

2. 軽食として60グラムの炭水化物を消費することが許されている場合，どのくらいの量のアイスクリームを食べることができますか？

⟨答⟩ 以下のいずれも正しい：1カップ（または1杯まで），パッケージの半分

3. 医師は食事中の飽和脂肪量を減らすようにアドバイスします。あなたは通常，1日あたり42グラムの飽和脂肪を消費します。アイスクリームの使用をやめると，何グラムの脂肪を毎日消費することになりますか？

⟨答⟩ 33グラムだけが正しい。

4. 通常，1日に2,500 kcalを消費する場合，このアイスクリームを食べるとカロリーの何％になりますか？

⟨答⟩ 唯一の正解は10％

これらに続き，次の課題を読む：

次の物質にアレルギーがあると想像してください：ペニシリン，ピーナッツ

（ピーナッツ），ラテックス手袋，ハチの刺さされたこと，があります。

5. このアイスクリームを食べても安全ですか？

⟨答⟩ いいえ

6. （質問5に「いいえ」と答えた場合にのみ質問してください）：どうしてですか？

⟨答⟩ それはピーナッツオイルが含まれているため。

正答ごとに1ポイント（最大6ポイント）を与えて得点する。

0～1のスコアは，限られたリテラシーの高い可能性（50％以上）を示す。

2～3のスコアは，リテラシーが限られている可能性を示す。

4～6のスコアは，ほとんど常に適切な識字率を示す。

NVSスコアをバイタルサインとともに患者の医療記録に記録する。

この能力に応じて，説明書や説明を適切に行うことが重要である。

(3) ヒューリスティックとは（注意の選択の怖さ，健康教育が必要な 理由）

わたしたちは，いくつかの判断材料がそろうと，それを基に「〜だから，〜だろう」と推論をする癖がある。

そうした類推を「ヒューリスティック（heuristic 自動思考）」*と言う。それはわたしたちが日々，多数の事柄を扱い判断していく必要上生まれたものである。どんな人も毎日どこかでヒューリスティックをしていることを免れない。実務経験豊かな，「自分は判断力がある」「自分は人をみる目がある」と自信のある人ほど，日常的にヒューリスティックを使っている。

心理学的には，必ず正しい答えを導けるわけではないが，ある程度のレベルで正解に近い解を得ることができる方法，という説明がなされている。ヒューリスティックでは，答えの精度が保証されない代わりに，答に至るまでの時間が短いという特徴がある。

(4) ヘルスリテラシーと公衆衛生学におけるアウトカムの関係

WHO 関連の文書の中で，「ヘルスリテラシー」が示されたのは，1997年7月にジャカルタで開催された第4回 International Conference on Health Promotion ― New Players for a New Era : Leading Health Promotion into the 21st Century ―に，資料文書として提出された新版の『健康増進用語解』である。そこで「ヘルスリテラシー」は，Nutbeamによって次のように定義された。「良き健康を増進し，維持する仕方で，情報へのアクセスを獲得し，理解し，使用するための個人の動機と能力を規定する，認知的，社会的技能を表わす」とされ，「ヘルスリテラシーは，個人のライフスタイルと生活の諸条件を変えることによって，個人の健康とコミュニティの健康を改善する行動をとるために，知識，個人の技能および自信の水準の達成を含意する」から，「ヘルスリテラシーはエンパワーメントにとって枢要である」とされた。

健康の維持，増進のためのプロモーションに欠かすことのできない要因として位置づけられた。当然，公衆衛生活動におけるアウトカムに組み入れられ，ヘルスリテラシーの測定，教育介入効果の把握，方法の開発という PDCA が公衆衛生にとって重要なものとして重要性が増している。栄養に限らず，適切な身体活動量の在り方，情報の発信と受信を社会の中に伝えることも必要である。

*ヒューリスティックの具体例として，ゴリラバスケットという動画がある。バスケット選手のユニフォームを黒と白にわけておき，白いユニフォームを着た選手のパスの回数を答えさせる。正確に回数を回答した者に，「では，不審なゴリラが横ぎったことに気付いたか？」と聞くと，ほとんどの者が「いいえ」と答える。選択的注意によって，全ての与えられた情報が処理されないことがわかる。

9-2　身体活動を支える栄養

食事から体内に取り入れられた栄養素は，燃料と組成の役割を負う。糖質と脂質は燃焼の材料に，たんぱく質は筋肉の材料となる。

近年，栄養学の進展により，運動と栄養の関係が明らかになってきている。

炭水化物，脂質，たんぱく質，ビタミン，ミネラル，水分について知っておくべきことを整理しておこう。

(1) 炭水化物と身体活動

> ### 炭水化物（糖質）＝エネルギー源

スポーツをするためにエネルギーは必要だが，個人の体格，トレーニング強度や時間などによって異なるため，一概に基準を示すことはできない。エネルギー消費量にあわせて摂取することになる。

また，炭水化物からのエネルギーと脂肪からのエネルギーの比率に気をつけることが大切である。炭水化物からのエネルギーが全体のエネルギーの55〜60%，脂肪からのエネルギーが25%（成長期や消費エネルギーが3500 kcal 以上の場合は30%）が目安となる。

運動強度が強くなると糖質からのエネルギーに依存することが知られている。しかし，身体に蓄えられる糖質は1%程度しかないので，常に食事からの摂取が必要となる。

たとえば，摂取エネルギーが，2,500 kcal（女性選手など）の場合，食パン1枚と普通茶碗3.5杯くらい，3,500 kcal（男性選手など）では食パン2枚と普通茶碗5杯くらいになる。

グリコーゲンローディングをスポーツ選手はよく行うが，これは糖質をより多く摂取し，脂肪を減らす食事である。これにより筋肉中のグリコーゲン量が増える。

枯渇した筋肉グリコーゲンを回復するには半日以上かかる。こまめに糖質を摂るべきである。運動直後に糖質を摂取することと同時にクエン酸（柑橘系果物に多い）を摂ることで筋肉グリコーゲンの回復はより早くなる。

筋肉グリコーゲンが枯渇した状態で運動をすると，筋肉など体たんぱく質が分解される。筋肉グリコーゲンが枯渇しないように食事で糖質を摂るべきである。

＊炭水化物の構造

砂糖（スクロース）
ショ糖　＝
　　グルコース
　　＋
　　フルクトース
　　＝
　　二糖類

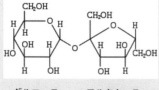

グルコース　　　フルクトース
（ブドウ糖）　　（果糖）

脂質からエネルギーを作り出すときに糖質は欠かせない

(2) 脂質と身体活動

脂質＝エネルギー源

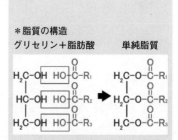

＊脂質の構造

グリセリン＋脂肪酸　　　　単純脂質

糖質に比べ，脂質は消化吸収速度が遅いので摂取タイミングが重要。脂質は１日の前半にウエイトを置くようにし，とり過ぎないようすべきとされる。

逆に，持久系で長時間の走りこみなどによって消費エネルギーが増加したにもかかわらず，たくさん食事を摂れない場合は，脂肪の摂取により効率的にエネルギーが補充できる。

(3) たんぱく質と身体活動

たんぱく質＝身体をつくる

＊たんぱく質の構造
（アミノ酸）
※基本的には側鎖の部分でアミノ酸の種類が決まる。

$$
\begin{array}{c}
H \\
| \\
R-C-COO^- \\
\text{（側鎖）} \quad | \quad \text{（カルボキシル基）} \\
{}^+NH_3 \\
\text{（アミノ基）}
\end{array}
$$

スポーツでは，競技特性にあわせて体を作るが，それにはトレーニングとともに，たんぱく質の摂取が必要である。絶えず身体は食事からアミノ酸を摂取し，これが細胞の中でたんぱく質を一定に保つために合成（同化）され，運動に必要な筋収縮に応じて分解（異化）されるというサイクルを繰り返している。この仕組みによって筋量が一定に保たれている。

たんぱく質の摂取量の目安として，体重１kg あたり 1.5〜2 g 程度となる。たとえば，体重 60 kg の人ならたんぱく質は 120 g 程度となる。これを単純に食品に換算すると，ステーキ肉（一人前 150 g）5〜6 人前となる。また，たとえ一回の食事ですべて食べたとしても，体内で一度に処理できるたんぱく質量にも限界がある。つまり，少なくとも１日３回以上の食事回数が必要となる。

トレーニングにより破壊された筋肉はトレーニング終了後に過剰修復作用をうける。これによって筋肉は増大する。このタイミングにあわせ，筋肉の形成に必要なたんぱく質を摂取するのが望ましい。また，特に成長期においては睡眠中も，成長ホルモンの分泌増加に伴い，体を作る時間帯となる。しかし，タイミングにあわせてサプリメントを…と考える前に，まず食事からのたんぱく質量が充たされていることを確認すべきであろう。

トレーニング後に，たんぱく質のみでなく炭水化物も同時に摂取することで，筋肉の増強をさらに助けるといわれている。

たんぱく質を構成するアミノ酸のひとつに分岐鎖アミノ酸（バリン，ロイシン，イソロイシン）がある。分岐鎖アミノ酸が多いと筋肉たんぱく質分解抑制，グリコーゲン節約，運動中疲労感の軽減などの効果が期待できる。ロイシンがアミノ酸を細胞に取り込む際のスイッチになっているという説もある。このアミノ酸は植物性食品に比べ動物性食品に多く含まれている。

（4）ビタミンと身体活動

ビタミン＝からだの調子を整える

各種ビタミンは体の調子を整える役目がある。ビタミンだけ摂取しても，直接パフォーマンスを向上させるわけではない。たんぱく質，糖質などとともに摂取することで初めてビタミンとしての働きができる。

ビタミンには水に溶けるビタミン（水溶性ビタミン）と脂肪に溶ける（脂溶性ビタミン）に分けられる。

水溶性ビタミンにはビタミンB群やビタミンCがある。ビタミンB群（ビタミンB_1・B_2，ナイアシン，B_6，パントテン酸，葉酸など）は，炭水化物，脂肪，たんぱく質を体内で利用するときに必須となる。どのビタミンが欠けても代謝に影響が出てくる。ビタミンCはビタミンA，ビタミンEとともに抗酸化作用をする他に，コラーゲン生成，免疫力の向上，ストレスの軽減，鉄の吸収促進などさまざまな役割がある。

例）ビタミンB_1…豚肉，うなぎ，野菜などに多く含まれる。

例）ビタミンB_2…レバー，肉類，うなぎ，納豆などに多く含まれる。

水溶性ビタミンは一度にたくさん摂り過ぎても尿中に排泄されてしまうので，こまめに毎回の食事で摂ることが大切。トレーニングや試合の1～2時間前の摂取がよいとされる。水溶性ビタミンについては，体内で利用できなかった分は尿として排泄されるので，摂り過ぎについてはあまり心配はいらない。しかし，脂溶性ビタミンは尿などの水に溶けないため体内に蓄積し，害をもたらす危険性がある。

ビタミンAとビタミンDに過剰症状が認められている。通常の食事ではよほどの偏りがなければ問題はないが，サプリメントの乱用で起きる可能性がある。

例）ビタミンA…緑黄色野菜などに多く含まれ，主に目の機能保持に

*ビタミンの構造（例）

ビタミンB_1

ビタミンB_2

ビタミンC

働く。

例）ビタミンD…きのこ類，魚類に多く含まれ，カルシウムの吸収を
　　促進する。

(5) ミネラルと身体活動

ミネラル＝からだの調子を整える

ミネラル（無機質）はビタミンと同様に食事から摂取しなくてはならない栄養素。骨や歯の形成，筋肉や神経の機能の維持，酵素の働きを円滑にするなど，微量ながらさまざまな役割を持ち，生命維持にはなくてはならない。

カルシウムとマグネシウムは骨形成や正常血圧維持，筋肉の収縮に働く。どちらも重要な栄養素で，不足しないようにすることは大切だが，カルシウム摂取だけが過剰になるとマグネシウムの損失量が増える。それによって痙攣，疲労回復遅延などが起こる。カルシウムとマグネシウムの摂取割合は2：1程度がよいとされる。マグネシウムは野菜，果物，赤身の肉，魚などに多く含まれる。

鉄は酸素運搬やエネルギー産生にかかわるヘモグロビン，ミオグロビン，チトクロームに含まれる。鉄は最も吸収率の低い栄養素で，多く含む食品にも偏りがあるので，赤身の肉，魚，シジミ，ひじき，ほうれん草など緑の野菜を摂る。

亜鉛は細胞分裂や再生に働く。亜鉛が不足するとタンパク質合成が低下する。たとえば成長期に亜鉛が不足すると成長が滞ることもある。また，傷の修復も遅れる。亜鉛は吸収率があまり高くなく，他の栄養素によって阻害されやすいので不足が起きる場合もある。カルシウムの過剰摂取により阻害されることも知られている。牡蠣，玄米，もも肉などに多く含まれる。

ナトリウムとカリウムはそれぞれ細胞の外と内に存在して，最適な水分バランスを保っている。このバランスが保たれていることで筋肉への神経伝達，物質代謝がスムーズになる。発汗などによって，これらが損失すると，筋肉の痙攣などを引き起こす。カリウムは生野菜，果物に多く含まれる。ナトリウムは通常の食事で不足することはないが，大量に汗をかいたときは気をつけねばならない。

＊ナトリウム，塩をめぐる人類の歴史
　古代，塩は食料の保存に欠かせなかったことから，食の鍵であった。しかし食料の保存技術（冷蔵庫）の普及は，塩を保存料としての役割から高血圧の原因となる生活習慣病の引き金になりうる存在として健康と対峙させたといえる。身体活動に伴う発汗は，塩分補給を必要とする事象であり，身体活動に対する最適な補給方法の研究も重要なテーマの1つといえる。

(6) 水分と身体活動

水分＝物質の運搬，体温調節など

水分は体重の60％程度を占める。栄養素・老廃物の運搬，消化液・ホルモンの分泌，浸透圧の調節，体温の保持調節などさまざまな働きがある。

体重の2％の水分が喪失すると競技能力は低下する。体重の3％の喪失で反射的な運動が明らかに低下する。水分の消失（脱水）で血液の粘性が上昇し血栓ができやすくなり，酸素運搬能力が低下する。

のどが渇いてから水分を補給しても遅いので，競技中は15分ごとに100〜200 mLをめやすに水分を摂取したほうがよい。水分を補充しないで運動をすると，体温が著しく上昇して危険となる。

エネルギーの補充もかねて糖質などを加えて摂取するときは，濃度を2〜6％にすべきである。濃度が高いと水分吸収が阻害される。あまり冷たすぎると，腸が痙攣を起こすので10℃前後にして飲むとよいとされる。

最後に，栄養そして調理方法を含めた食事の効用や時に健康に対する副作用を含めた栄養の摂取とエネルギーの消費に加え，生理学的機能の維持に役立つ身体活動の交互作用が健康長寿と関連する可能性がある。ヘルスリテラシーとともに，身体活動の健康における原理と意義を健康教育のカテゴリーに含めて研究・教育することはより良く生きること（ウェルビーイング）の本質を考える上で重要な課題である。

補足 標準的な推定エネルギー必要量と糖質制限食

近年，糖質制限食を実践しながら身体活動を行うケースがある。標準的な推定エネルギー必要量を理解し，糖質制限食を実施した場合に必要な栄養摂に関する知識を確認しておこう。

（大西真由美氏，メディマグ．糖尿病　https://dm.medimag.jp/column/239_2.html）

表9-2 推定エネルギー必要量（kcal/日）

身体活動レベル*2	男性			女性*1		
	低い	ふつう	高い	低い	ふつう	高い
18～29歳	2300	2650	3050	1650	1950	2200
30～49歳	2300	2650	3050	1750	2000	2300
50～69歳	2100	2450	2800	1650	1900	2200
70歳以上*3	1850	2200	2500	1500	1750	2000

＊1：女性は妊婦・授乳婦を除く。
＊2：低い＝生活の大部分が座位で静的活動が中心。
ふつう＝座位中心だが職場内の移動・立位での作業，通勤・家事・軽い運動習慣がある。
高い＝移動や立位の多い職場に従事，または活発な運動習慣がある。
＊3：主に70～75歳，ならびに自由な生活を営む対象者に基づく報告から算出。

　日本人の食事摂取基準より導き出した成人男性の1日の必要エネルギー量を2300 kcalとした場合，一般的な食生活でのたんぱく質の必要量は約86gとされる。それを3食に分けて摂取すると考えると，1食当たりの目安は約28gとなる。

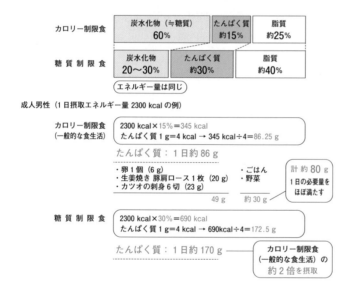

成人男性（1日摂取エネルギー量2300 kcalの例）

＊1 たんぱく質の摂り過ぎは，腎臓に負担
　腎臓に疾患のある人にとって，糖質制限食は禁忌。糖尿病が進行し腎症を合併している人は注意が必要。
＊2 糖質制限食は，医師や管理栄養士の指導のもとで
　「ご飯・パンを抜いて，肉・魚ならどれだけ食べてもいい食事法」ではないので，自己流は避け，医師や管理栄養士の指導のもとで行う。

引用文献

1）YoshimuraN, CampbellL, HashimotoT, etal（1998）: Acetabular dysplasia and hip osteoarthritis in Britain and Japan. BrJ Rheumatol. Nov; 37（11）: 1193-1197.

2）InoueK, WicartP, KawasakiT, etal（2000）: Prevalence of hip osteo arthritis and acetabular dysplasia in french and Japanese adults. Rheumatology（Oxford）; 39（7）: 745-748.

3）YoshimuraN, MurakiS, OkaH, etal（2009）: Prevalence of knee osteo arthritis, lumbar spondylosis, and osteoporosisin Japanese men and women: the research on osteoarthritis/osteoporosis against disability study. J Bone Miner Metab.; 27（5）: 620-628.

4) MurakiS, AkuneT, OkaH, etal: (2009): Association of occupational activity with radiographic knee osteoarthritis and lumbar spondylosis in elderly patients of population-based cohorts: a large-scale population-basedstudy. ArthritisRheum. Jun15;61 (6): 779-86.

5) MurakiS, OkaH, AkuneT, etal (2009): Prevalence of radio graphic knee osteo arthritis and its association with knee pain in the elderly of Japanese population-based cohorts: the ROAD study. Osteoarthritis Cartilage. Sep; 17 (9): 1137-1143.

6) P. C. HEYN, K. E. JOHNSON, A. F. KRAMER (2008): Endurance and strength training outcomes on cognitively impaired and cognitively intact older adults: a meta-analysis. JNutrHealthAging.; 12 (6): 401-409.

7) Agüero-TorresH, FratiglioniL, etal. (1998): Dementia is the major cause of functional dependence in the elderly: 3-year follow-up data from a population-based study. AmJPublicHealth.; 88 (10): 1452-6.

8) AuyeungTW, KwokT, etal. (2008): Functional decline in cognitive impairment — the relationship between physical and cognitive function. Neuroepidemiology; 31: 167-173.

9) BlackSA, RushR (2002): Cognitiveandfunctionaldeclineinadultsaged75andolder. JAmGeriatrSoc; 50: 1978-1986.

10) ColcombeS, KramerAF (2003): Fitnesse ffects on the cognitive function of older adults; analytic study. Psychol Sei; 14: 125-130.

11) PatriciaHeyn, BeatrizC. Abreu, etal. (2004): The effects of exercise training on elderly persons with cognitive impairment and dementia: A Meta-Analysis. Arch Phys Med Rehabil; 85: 1694-1704.

12) WangL, LarsonEB, etal. (2006): Performance-based physical function and future dementiain olde rpeople. ArchInternMed.; 166: 1115-1120.

13) WilliamsonJD, EspelandM, etal (2009): Changesincognitivefunctioninarandomaizedtrialofphysicalactivity: resultspfthelifestyleinterventionsandindependenceforelderspilotstudy. JGerontolABiolSciMedSci; 64A: 688-694.

参考文献

1) Nutbeam D. (2009): Building health literacy in Australia. Med J Aust. Nov 16;191 (10): 525-6.

2) Protheroe J, Nutbeam D, Rowlands G. (2009) Health literacy: a necessity for increasing participation in health care. Br J Gen Pract. Oct; 59 (567): 721-3

3) Renkert S, Nutbeam D. (2001): Opportunities to improve maternal health literacy through antenatal education: an exploratory study. Health Promot Int. Dec; 16 (4): 381-8.

4) Brooks C, Ballinger C, Nutbeam D, Adams J. (2017): The importance of building trust and tailoring interactions when meeting older adults' health

literacy needs. Disabil Rehabil. Nov; 39（23）: 2428-2435

5）Smith SK, Nutbeam D, McCaffery KJ.（2013）: Insights into the concept and measurement of health literacy from a study of shared decision-making in a low literacy population. J Health Psychol. Aug; 18（8）: 1011-22.

6）Rowlands G, Nutbeam D.（2013）: Health literacy and the 'inverse information law'. Br J Gen Pract. Mar; 63（608）: 120-1.

7）Chinn D.（2011）: Critical health literacy: a review and critical analysis. Soc Sci Med. Jul; 73（1）: 60-7

8）Plummer LC, Chalmers KA.（2016）: Health literacy and physical activity in women diagnosed with breast cancer. Psychooncology. Nov 16.

9）Brooks C, Ballinger C, Nutbeam D, Adams J.（2017 ）: The importance of building trust and tailoring interactions when meeting older adults' health literacy needs. Disabil Rehabil. Nov; 39（23）: 2428-2435.

10）Rowsell A, Muller I, Murray E, Little P, Byrne CD, Ganahl K, Müller G, Gibney S, Lyles CR, Lucas A, Nutbeam D, Yardley L.（2015）: Views of People With High and Low Levels of Health Literacy About a Digital Intervention to Promote Physical Activity for Diabetes: A Qualitative Study in Five Countries. J Med Internet Res. Oct 12; 17（10）: e230.

社会・文化・環境に秘められた リズムと歌と身体活動

　私たちは，文化や環境の影響を受け，自らの意思を超えた身体活動を行う。ここでは，身体活動に影響を与える要因として文化・環境に目を向けて，決して楽ではない身体活動にいかに人々が対峙してきたか，その知恵をくみ取り，ユニークな行動科学的視点から支援する方法について考えてみよう。

10-1　人に働きかけて身体活動を促すもの

(1) 強い運動負荷に耐える集団の知恵としての Work song からエアロビクスへ

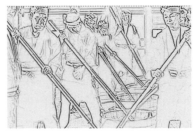

酒作の様子（http://www.gekkeikan.co.jp/enjoy/sake/brewing/brewing04.html）

　人は何らかの生産活動を通して自らの生計を立て，社会の中で役割を果たしている。生産活動や社会活動において，個々人が決して楽ではない，苦しい，強い強度の負荷に耐えなければならないことは避けられなかった時代があった。

　そこで Work song，仕事歌（しごとうた）が生まれたと考えられる。苦しい仕事・労働の際に歌われる歌の総称とされる。すべての生産労働の際に歌われる歌で，〈仕事歌〉〈作業歌〉〈労働歌〉ともいう。労作歌は民謡として最も本質的なもので，多くは労働能率を高めるために作業の進行に対する一種の拍子歌として歌われる。

　意識的な運動から苦しさを伴う身体活動の実践に用いられてきた人間

の知恵として作業歌が存在する。また，Work song とは，歌の種類であり，作業歌（さぎょううた）や労働歌（ろうどうか）などと呼ばれる特定の仕事・労働をテーマとした民謡を指すとされる。

狭義には労働運動の歌や労働者を励ます歌を労働歌と呼び，革命歌，組合歌，反戦歌などを含むとされるが，本章では広義の仕事歌として扱い，身体活動との関係について述べる。

(2) Work song の分類
用いられる目的で分類した 2 種類

Work song 作業歌

1. 地搗き歌のように呼吸を合わせるための掛け声として歌われたもの
2. 特定の作業をテーマとして作られたもの

農業など多人数が呼吸を合わせる必要がない仕事では，2 に比べて 1 の数は非常に少ない。また，実際の作業のリズムと音楽のリズムが無関係な歌も多い。ほとんどの作業歌は作業をしながら歌われる歌というよりも，作業の合間に疲れを癒やし，労働の喜びを再認識するための歌といえる。

1. の例として，仕事をしながら，その作業のリズムを保って能率をあげ，あるいは単調な作業から気をまぎらし士気を鼓舞するために歌う作業歌がある。集団で作業を行うとき，音頭とりが声を発して一同がそれに応えるような交互唱の形で，リズミカルに歌うことによって作業の手をそろえるのが典型で，日本の "よいとまけ"（地搗唄）やイギリスの船乗りの民謡 "ホール・アウェー，ジョー Haul Away, Joe" などが挙げられる。

(3) イギリスにおける Work song の例
シーシャンティ・船乗りの歌　sea shanty

『Haul Away Joe』（ホール・アウェイ・ジョー）*は，イギリスの古いシーシャンティ・船乗りの歌である。ロープ（ハリヤード）を水夫たちが大勢で引く作業の際に歌われる。ロープを引く作業歌としては，帆を上げる際のシーシャンティ『Drunken Sailor 酔いどれ水夫』が有名だが，この『Haul Away Joe』は，帆の向きなどを調整して船の進行方向を変えるための力作業で歌われる「Short-drag shanty ショート・ドラッグ・シャンティ」にカテゴライズされる。

＊ YouTube にて Haul Away Joe を検索して，聞いてみよう。以外とリズミカルな歌だと筆者は感じた。

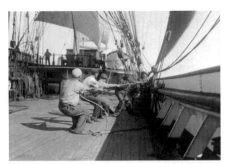

図10-1　Haul Away, Joe ホール・アウェイ・ジョーを歌う船員と船上作業

「*When I was a little lad*
And so, my mother told me,
Way, haul away, we will haul away Joe,

まだガキの頃　母さんが俺に言った
ロープを引くのよ，ジョー」

『Haul Away Joe』には様々な歌詞やアレンジ，カバーが存在する。歌詞の「Joe」の部分は「haul」や「pull」に置き換えられて歌われることもあったようだ。

ちなみに，大勢で掛け声を合わせて作業する世界の民謡としては，ロシア民謡「ヴォルガの舟歌」，日本の民謡「ソーラン節」などが広く知られている。

(4) ロシアにおける Work song の例
ヴォルガの舟歌　The Volga Boatmen's Song
ロシア歌曲／掛け声あわせ舟を曳くロシアの男達
『ヴォルガの舟歌（ボルガの舟歌）』は，世界的に有名なロシア民謡。ロシアの音楽家バラキーレフ（Mily Balakirev/1837-1910）により紹介された。

バラキーレフが提示したのは最初の１小節のみで，残りの２小節は後に付け加えられたものだという。ロシア出身のオペラ歌手シャリアピン（Chaliapin/1873-1938）によって広められ，以後オペラ歌手のレパートリーとして長年愛好された。

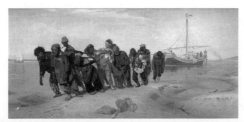

図10-2　（絵画）『ヴォルガの舟曳き』（イリヤ・レーピン作），はしけを川上に引いて歩く船曳き人夫が描かれている

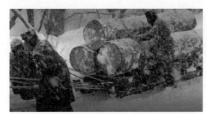

図10-3　シベリアで強制労働に就く労働者（写真）

仕事の歌（ドゥビヌシカ）　Dubinushka

ロシア民謡・作業歌／丸太を運ぶ労働者の歌

「仕事の歌（ドゥビヌシカ）Dubinushka」（Дубинушка）とは，19世紀後半のロシア帝国の頃から伝わるとされるロシア民謡・作業歌・労働歌である。曲名の「ドゥビヌシカ Dubinushka」とは，「丸太ん棒」，「棍棒」などの木材や木製の道具を表す。具体的には，船の荷揚げや，綱を引くろくろ（轆轤）の軸木に使われた樫の丸太ん棒を指しているようだ。日本では，アメリカ民謡の父スティーブン・フォスターの楽曲を日本に広めた津川主一（つがわ・しゅいち）氏により『仕事の歌』として日本語に訳詞され，1960年代から70年代を中心とするの歌声喫茶（うたごえきっさ）で歌われたとされる。1905年の日露戦争に続く第一次ロシア革命の頃から，革命をテーマとした歌詞に改められ革命歌としてロシア帝国で盛んに歌われ，今日ではこの革命歌版「ドゥビヌシカ Dubinushka 棍棒」は歌われなくなった。

(5)　日本の Work song（仕事歌）の例

日本の民謡のなかで，労働と結びついて歌われる歌を仕事歌という。共同作業を行うとき，全体の統一をはかるため，また単調な仕事の場合は気分を転換するためなどに歌われた。

労働の種類から次の5つに分類できる。

(1) 稲作に関する歌　田植え唄, 田かき唄, 田打ち唄, 草取り唄, 田刈り唄など。
(2) 農作業の歌　麦つき唄, 麦踏み唄, 粉ひき唄, みそつき唄, 米つき唄など。
(3) 林業に関する歌　山行き唄, 草刈り唄, 茶摘み唄, 木びき唄など。
(4) 漁業に関する歌　舟唄, 潮替節, 網起し唄, 網ひき唄, 鯨唄, 浜唄, のりとり唄など。
(5) 専門の職業に関する歌　大工唄, 綿打ち唄, 茶もみ唄, 油搾り唄, 酒屋唄, 地つき唄, 木やり唄など。

　すべての生産労働の際に歌われる歌を作業歌, 労作歌ともいう。労作歌は民謡として最も本質的なもので, 多くは労働能率を高めるために作業の進行に対する一種の拍子歌として歌われるのが普通である。したがって歌は作業のリズムと合致するが, その作業が本来の拍子音（タクト）を伴わない場合には, 人工的な手段として作業に適した掛声を入れる。その掛声を音楽化したものが〈囃子詞（はやしことば）〉で, たいていの労作歌には囃子詞がついている。これらには土搗歌と機織歌がある。
　土搗歌（どつきうた）, 胴突歌は, 労作歌, 祝歌（いわいうた）の一種で, 家の建築の際などに土台を固めるための地搗き作業に歌われる。地搗き作業は地盤を固める目的のほかに, 強力な霊力を土中に搗き込める信仰的な色彩があり, それは地搗きの動作や歌詞の中に残っているとされる。
　機織歌（はたおりうた）とは, 民謡で, 機を織るときに歌う労作歌である。古くは〈居坐機（いざりばた）（地機（じばた））〉という, 女子が尻を地面につけて, チャンカラチャンカラと横糸を通す杼（ひ）を左右にさし入れる機で, 家の中で織っていたが, 機織歌はおもにそのころの作業歌として歌われた。
　特に, 祭り以外の日常生活では, 歌が日々の労働のよき伴侶となった。農耕, 漁労, 工作等々, いずれもおおぜいの共同作業で行われた昔は, 歌が全体を統一し, 志気を高め, 仕事を促進させた労作歌が存在する。これは, いわば生産向上の機能で, かつての民族の生活においては, 芸能の伝承を通じて人々は日々の生活を心安らかなものとし, かつ技芸の研修を通じて身心の鍛練, 知識の充足を果たし, さらに創造意欲を満たしつつ明日に生きる活力を養った。

108

山歌とは日本の民謡の分類名で，広義には山林原野で歌われる歌を指す。労作歌の一種。山歌はふつう，野山で労働する者が道を行くときに歌う歌で，〈山行歌〉の異称もある。

（出典　『クリエイト世界大百科事典（第2版）』，日立ソリューションズ）

(6)　長寿を誇った沖縄県の Work song の例
あさとや‐ゆんた（安里屋ユンタ）

沖縄八重山地方の民謡で，集団的な労作歌の代表種目である「ユンタ」の代表曲である。原歌は，竹富島安里屋の美しい娘に結婚を断られた村役人が，隣村で別の娘を手に入れ喜ぶという内容の長い叙事的なものだが，これを簡略化して伴奏をつけて「節歌（ふしうた）」とした「安里屋節」を，さらに替え歌としたものによって全国に知られる。

沖縄県八重山列島の竹富島で，江戸時代中ごろに生まれた叙事詩体の作業歌とされる。「マタハーリヌチンダラカヌシャマヨ（去りゆくかわいい女よ）」の一節を用いて，第二次大戦中には替え歌が流行した（出典『小学館デジタル大辞泉』）。

(7)　アフリカ系アメリカ民謡の中の Work song の例
黒人労働歌　African-American work song

アメリカの黒人労働歌の起源は奴隷制時代にさかのぼる。どのようにして歌が生まれてきたのか定かではないが，労働に合わせて歌を歌うという習慣は，おそらく彼らの故郷であるアフリカからもたらされたと考えられる。

アフリカの音楽は，一般的に社会的機能をともなっている。葬式のための音楽，祖先の霊魂とコミュニケーションをとるための音楽，狩猟の成功を祈るための音楽などだ。社会生活の重要な一部として音楽活動は行われ，純粋に鑑賞のための音楽というのは，伝統的にはなかった。そんな中で，労働歌も彼らの生活の一部として，重要な役割を果してきた。

実際，奴隷制時代にどのような歌が歌われていたかは知ることができない。しかし，1960年代までに録音された，刑務所で労働に服している黒人達が歌った労働歌（Prison work songs）には，その痕跡が残されていると考えられる。

労働歌の主な機能は，労働に規則的なリズムを与えて，一定のペースをつくること，また，歌うことによって，労働の辛さや退屈さを緩和する。奴隷の雇い主は，奴隷が歌を歌うことによって，より効率的に仕事

をこなすことを知り，歌うことを奨励したという。

　刑務所においても，労働歌は労働の効率を上げるのに役立った。例えば一本の大木を切り倒すのに，歌を歌いながらタイミングよく斧を振り下ろす黒人囚たちは，多いときは 10 人で一本の木にとりくむことができた。5 人ずつで組になり，交互に斧を振り下ろしていくのだ。歌が無ければタイミングを誤り，大怪我をしかねないということに身体活動と歌，リズムによる集団の作業時の同期を取るという事象は始まったものと考えられる。

10-2　唄の効用

- リズムを取ることで疲れを忘れさせる
- 単調な作業を楽しくする
- 複数人の共同作業のリズムを合わす。
- そのことにより櫂棒同士の接触・絡み合いを防ぎ
- 酒の桶中への転落を防ぐ（酒の発酵中の桶に転落すると二酸化炭素中毒で即死する。昔は毎冬仕込み中に全国で 1〜2 人死者が出たらしい。今はかなり減った）

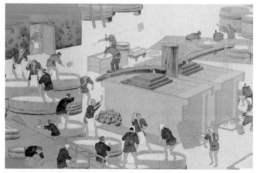

図 10-4　秋田の酒屋唄に合わせて酒の仕込みをする人々
昔はこの仕込み中〜後の櫂入れを，長い櫂棒を持って，厚さ 4〜6 cm の桶の縁に裸足で立ってやっていた。

（1）拍子（リズム）とエアロビクスエクササイズの起源

　Work song はもともと苦しい身体活動を継続させる働きがあった。この苦しい身体活動の継続作用の医学的効用に注目して，広く世界に広めた実践者の一人がクーパー博士である。運動不足病の指摘以来，活動的な職業についている人は，そうでない人より心臓病の発症率や，死亡率

が明らかに低いことや運動が心身の健康にとって有益な効果をもたらすことが数多くの研究者によって報告されてきた。その中で特に大きな脚光を浴びたのが，ケネス・クーパー博士によるエアロビクス理論である。

　日本では，食事や運動などの生活習慣が良好でないことが原因で発症する慢性疾患を「生活習慣病」と呼んでいるが，生活習慣の中でも特に運動習慣の必要性が認識されるようになったのは，1961年に米国の研究者（クラウスとラウプ）が「運動不足病（Hypokinetic Disease）」（1961年）という著書を出版したことがきっかけと考えられる。運動不足がちな生活を送っている人は体力が衰えるだけでなく，高血圧症，動脈硬化症，狭心症といった循環器系の疾患や，肥満症，脂質異常症，糖尿病などの代謝異常を来しやすいことを指摘した。

　この指摘以来，活動的な職業に従事している人は，そうでない人より心臓病の発症率や死亡率が明らかに低いことや，運動が心身の健康にとって有益な効果をもたらすことが数多くの研究者によって報告されてきた。

　その中で特に大きな脚光を浴びたのが，ケネス・クーパー博士によるエアロビクス理論である。クーパーは，若かりし頃はマラソンランナーとして活躍し，大学の医学部を卒業後，大学院で運動生理学を学び，その後テキサス州の米空軍基地内航空臨床医学研究所長となった。そこで軍関係者およそ5,000人を対象に，運動が体力の向上，病気の予防にいかに役立つかを研究していく中で，現代人にとって最も必要な体力要素は有酸素性作業能力，すなわち呼吸循環器系を活発にはたらかせて酸素を身体に摂り込みながら，過度の疲労なしに作業を持続的に行う能力だと考え，その能力を向上させるには有酸素性エネルギー供給機構によって賄われる運動（エアロビックエクササイズ）を行うべきだという結論に達した。そしてこの有酸素性の運動を総称して「エアロビクス」と名づけた。

(2)　クーパーのエアロビクスの実際

エアロビクスとは

十分に長い時間をかけて心臓や肺の働きを刺激し，身体内部に有益な効果を生み出すことのできる運動
ランニング，水泳，自転車こぎ，その場駆け足などが典型例。

この理論をまとめた著書「Aerobics」（1968年発刊）はベストセラーとなり，全米でエアロビクス健康ブームを巻き起こした。日本では1970年代に訳本が出版され1981年にはクーパー氏が来日してエアロビクス理論について講演を行った。その際，米国ですでに考案され，大ブームとなっていたエアロビックダンスも紹介された。日本ではエアロビクス＝エアロビックダンスというイメージが強いのも，両者がほぼ同時期に広まった言葉であったせいであろう。

　クーパーのエアロビクス理論が広く支持されたのは，有酸素性作業能力の必要性についての説得力があったことと，単なる理論だけで終わるのではなく，その能力を獲得するための至適な運動の量を点数化して具体的に示した点にある。

　まず12分間走テスト（12分間でどのくらいの距離が走れるかを評価するテスト）という体力テストによって体力区分を行い，その区分に応じた運動プログラムを年齢・体力別に提示した。そして運動量が週当たり最低30点になることを目標と定め，運動種目も点数で選択できるようにしたところが，優れたアイデアといえるだろう（表1-5，1-6）。

　「エアロビクス」出版後もクーパーは関連書を4冊出しており，「ニューエアロビクス」では年齢と性別によって点数表の調整を行い，女性の週当たりの目標点数を24点に減じたほか，「基本的なステップの運動強度」前章のエアロビックダンスの研究結果の紹介の中で，ハイインパクト中心の動きで構成されたプログラムは総じてローインパクト中心のプログラムより運動強度が高い傾向があり，インパクト（衝撃）の高低は，インテンシティ（強度）の高低にも関係があるとしている。

　個々のステップの運動強度はどうなのであろうか？ハイインパクトとローインパクトからそれぞれ8種類の基本的なステップを選び，エアロビックダンスの動きに習熟したインストラクター10名を対象として各ステップを2種類のピッチで行った時の酸素摂取量を測定した結果からピッチはハイインパクトのステップ場合140と160 BPM，ローインパクトのステップの場合130と150 BPMとした。全員の測定結果の平均値を示したの（表）である。ハイインパクトのステップは強度が全体に高く（平均の酸素摂取量26.2〜34.0 mL/kg/分：7〜9 Mets），ローイン

パクトのステップは強度が低い傾向（平均の酸素摂取量 17.5〜32.9 mL/kg/分；ほとんどは 5〜7 Mets）にある。

　さらに，ローインパクトは同じステップでもピッチが速くなると運動強度が高くなる（酸素摂取量が増加する）傾向を示したのに対し，ハイインパクトのステップの場合はピッチが速くなっても運動強度は高くならず，むしろ酸素摂取量がやや減少する傾向を示した。また，ローインパクトでもハイインパクトに匹敵する強度を示すものがあることが確認された。運動強度を考えた動きを選択するときの参考資料として指導・教育に役立たせることができる。

表 10-1　エアロビックダンスの主な下肢運動の強度（酸素摂取量）
インストラクター 10 名を対象として測定を行ったときの平均値

	動きの種類	BPM	酸素摂取量 (mL/kg/分)	BPM	酸素摂取量 (mL/kg/分)
ローインパクト系	マーチ	130	17.5	150	18.7
	ニーリフト	130	17.7	150	20.2
	ニーベント	130	20.0	150	19.8
	ステップタッチ	130	24.9	150	27.5
	ウォーキング	130	25.1	150	28.0
	ランジアップ	130	26.0	150	27.0
	ステッピングアウト（マンボ）	130	26.9	150	29.8
	バックランジ	130	29.1	150	32.9
ハイインパクト系	スウィング（ペンデュラム）	140	27.9	160	26.2
	キック	140	28.0	160	27.9
	ツイスト	140	28.0	160	25.8
	ジャンピングジャック	140	28.7	160	28.4
	その場かけ足	140	29.0	160	30.4
	ランニング	140	30.0	160	29.8
	ポニーステップ	140	33.9	160	33.1
	ジャンプホップ	140	34.0	160	33.5

（沢井史穂，Jpn. J. Sports Sci, 13（4）：537-544，1994 より引用）

1）メインエクササイズの目的　エアロビックダンスエクササイズのプログラムの中で，最も重要な位置を占めるのは，いうまでもなく有酸素性運動（エアロビクス）部分である。したがって，この部分はメインエクササイズと呼ばれる。
2）エアロビクスは，心拍数を一定時間，適切なターゲットゾーン（運動強度の目標範囲）内に維持し，多くの酸素を体内に摂り込みながら

持続して行う運動であり，その目的は全身持久力，すなわち心肺持久力を向上させることである。

3）メインエクササイズは，その目的を達成するためのパートであり，またプログラムの特徴が一番現れる部分といえる。

4）メインエクササイズの強度　健康維持や体力づくりを目標とした場合，最高心拍数の 60〜70% くらいで行うとよいだろう。エアロビックダンスの場合，一斉指導型のエクササイズなので，参加者全員にとって同一の強度の運動を提供することはできないが，1つの目安としては，息が多少弾む程度，「ややきつい」と感じる程度，お互いに会話ができる程度の強度になっているようにするとよい。

5）メインエクササイズの強度変化に応じた運動の選択　メインエクササイズでは，積極的な全身運動によって目標とする運動強度を確保し，多くのエネルギーが消費されるような内容が望ましい。

6）エクササイズは，大筋群である下肢の運動を主体とし，上肢の運動はあくまでも強度を調節する補助として使うようにする。上肢の運動によって強度を高めようとすると，心拍数や血圧の急激な上昇を招くこともあり，安全面からみても望ましくない。

7）音楽を使ってリズミカルな全身運動を行うことで，呼吸をはじめ，筋の収縮と弛緩のタイミングも規則的となる。これにより静脈還流を促進し，血液の循環をよくする。

8）したがって，運動の途中で突然脚の動きを止めたり，強度が急激に変化したりするようなプログラム構成は避けるべきである。

9）メインエクササイズではベルカーブを描くように強度が滑らかに変化することが望ましい。

10）そこでプログラムの流れは，アップ（徐々に強度を上げる）・キープ（目標とする強度を維持する）・ダウン（徐々に強度を下げる）の3つの段階に分けて考える。

（以上　クーパー博士の「エアロビクス運動指針」より）

10-3　環境に働きかけて身体活動を促すもの

（1）健康都市づくりと身体活動

身体活動を促す要因には人に働きかける Work song を生んだ社会・文化のみならず，環境に人が関わることで生じるものがある。そこの環境に置かれることで，自発的に身体活動を発現・継続することが考えられる。地域住民が，適度な強度の身体活動をその環境と共存しながら保

つことは広義の公衆衛生活動そのものである。その地域の中で，自然に人々が交流し，安心して身体活動を伴う様々な行事に積極的に参加したくなる環境こそ，健康な地域・都市の本質的な条件であることは間違いない。快適な身体活動がそこに暮らす住民が誰でも享受できる環境を備えた都市こそ健康都市であろう。身体活動学は公衆衛生の中にも包含される学問であり，個から集団に注目した働き掛けの方法として，直接人に働きかける方法と，間接的に働きかける方法があることを知っておこう。健康都市づくりを身体活動の視点で考えることは実践としての身体活動支援にとって欠かせない。安全な環境づくりについては本書では触れないが，バリアフリーからユニバーサルデザイン，そしてアクセシビリティが保証された都市や地域環境づくりも広義の身体活動支援の実践の一つであることを覚えておきたい。

　日本疫学会で報告された 65 から 74 歳の日本人 1921 人を対象とした横断研究によれば，住民の日常生活が活動的になりやすい町には，4 つの共通点があるとされる。1) 歩いて行けるお店が多い，2) 歩道や自転車土道がある，3) 安全である，4) 美しい街並みであること，である。これは個々人の努力だけでなく，近所の環境によっても，人は活動的になる可能性を示していると言える。

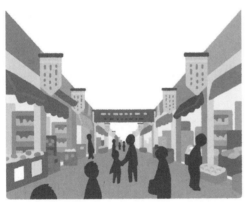

人が集まるアーケード街（みふねたかし氏作画）

(2) シビリシティの存在と身体活動に及ぼす環境の効果

　ここで健康な都市という概念に注憶してみよう。健康を維持する環境であるとする条件には安全の基礎となる Civility（シビリティ）がなくてはならない。シビリティとは「礼節」と訳されることが多い。「礼節」とは「礼儀」と「節度」であり，「礼儀を行う心のこと」とされる。表面的で形だけの礼儀を一方的に相手に押し付けるのではなく，相手を尊敬

＊コンピテンシーとは見本となる役割を示す人が備えている能力のこと

する気持ちをもち，相手に失礼に当たらない，また相手が心地よく思う礼儀を示すことを「礼節」と言う。江戸時代の成熟した町民文化の中には。そこで暮らす人々の間には，シビリティが存在したという報告がある。

シビリティは地域の健康要因のみならず，健康的な職場環境や学校などの教育環境でも等しく重要な要因と考えられる。金城らは看護学校の健全な環境としてシビリシティに注目し，4つのカテゴリーを挙げ，1）学べる環境の具備，2）意思や価値観の尊重，3）成長過程の共有，4）関係性をとしている。また反対の概念であるインシビリティには3つのカテゴリーとして，1）否定的な言動，2）一貫性がない言動，3）コンピテンシー＊の不足を挙げている。このカテゴリーをヒントに地域環境での人々の関係性において維持されるべきシビリシティの存在が，実は日本において伝統的な地域の文化を保ちながら成立している健康的な地域を特定することに役立つと筆者は考えている。

（3）大宜味村の高齢者の身体活動の特徴

長寿で知られる沖縄県大宜味村の高齢者の身体活動の特徴から，シビリシティの存在と身体活動に及ぼす環境の効果を考えてみよう。

また，大宜味村はいわゆる健康格差と所得格差問題の具体例として「平均寿命は経済に比例する」という公衆衛生学の理論にとって，例外的存在であることは特筆すべき地域である。決して村民の平均所得は，ほかの国や日本の地域に比べ高くないにも関わらず，一時期は平均寿命が日本一，世界一にあったことから，フィールド研究においても注目されている。

1990年代に，疫学者松崎俊久先生は，百歳人口率が定の比率の占める地域を長寿地域と定義し，くまなく調査した結果，沖縄県大宜味村を長寿地域と特定した。

その後，数多くの調査がこの地域の高齢者を対象になされている。

2000年代に入り，日本の中で沖縄県の男性の平均寿命がそれまで1位を保っていたのが，26位に急降下したことから，沖縄26ショックと呼ばれるようになった。しかし，大宜味村において，かつて平均寿命を延ばす効果をもたらした2000年時点で90歳以上の高齢者率は高く，15年以上経過しても，同じ成績で推移している。

筆者は，かつて東北大学や東京都老人総合研究所が50年以上前から着手し，琉球大学チームが継続して実施していたフィールド研究の一端

に連なり，この地域の高齢者の血管機能（脈波伝搬速度）を 2016 年以降測定し，身体活動の特性との関連性を調べている。興味深いことに，年齢よりも若い血管年齢を示す群では身体活動が彼らの平均値を上回っていた。

　活動量の多い群では，日々，農作物を育て，仲間と集いお互い礼節を保ち，朗らかに過ごしていた。容易にシビリシティを観察することができた。高齢者を敬う例として，100 歳を超えても現役で伝統的な芭蕉布を織り，身体活動を発揮する人々を祭る行事がある。彼らの社会・文化・環境と生活習慣の中には，身体活動支援方法を考える上で，多くのヒントが得られる。今後，遺伝素因や栄養状況の情報に加え身体活動促進因子が明らかになることが期待される。

大宜味村の長寿日本一宣言

80（歳）はサラワラビ（童）90（歳）となって迎えに来たら，
100（歳）まで待てと追い返せ
我らは老いてますます意気盛んなり，老いては子に甘えるな。
長寿を誇るなら我が村に来れ，
自然の恵みと長寿の秘訣を授けよう。
我が大宜味村老人はここに
長寿の村日本一を高々に宣言する。
（平成 5 年 4 月 23 日　大宜味村老人クラブ連合会）

　この地域の環境には身体活動を促すヒントがある。以下に同村がまとめた長寿の秘訣を紹介する。

長寿の秘訣　1

文化・伝統芸能

　木々の深い緑，燦々と降り注ぐ太陽。澄んだ空気と清らかな水。手つかずの大らかな自然に恵まれた大宜味村はまさに沖縄の桃源郷。気負わず，あせらず，ゆったりと…。この美しい環境の中で生き甲斐を感じながら暮らす「楽園時間」こそが長寿の最大の秘訣といえるのかもしれません。

長寿の秘訣　2

大宜味村の食生活の特徴は？

　日本の伝統的食生活の長所は，1）米が主食，2）魚たんぱくが多い，し

117

＊沖縄県は 1990 年代において日本国内で最も長寿の県であった。

たがって魚油の摂取が多い，3）海草の摂取量が多い，4）大豆が多いこと，などが挙げられます。

　沖縄の食生活はどうでしょうか＊。大宜味村では，1）秋田農村に比べ約3倍の肉類を摂取している，2）緑黄色野菜の摂取量が3倍多い，3）豆腐に代表される豆類の摂取が1.5倍多い，4）果実類の摂取も多い。

　さらに特筆すべき点は食塩の摂取量です。沖縄県は厚生省が目標としている一人1日10g以下を達成している唯一の県ですが，大宜味村は9g。ちなみに比較した秋田の一農村は14gに近い値でした。

　東北地方は日本でも高血圧，脳卒中，胃ガンなどが多い地域ですが，これらの疾病と食塩摂取量は深い関係があることがわかっています。厚生省が減塩キャンペーンを続けている理由もそこにあります。幸いなことに，沖縄では温暖な気候の関係で一年中新鮮な野菜が採れ，漬物をとる習慣もあまりありません。また味噌汁も中に入れる具が多く，その分だけ汁は少なくて済む。今はやりの「食べる味噌汁」という宣伝広告がありますが，沖縄では味噌汁は具だくさんが普通です。このことも少ない塩分摂取量の一因となっているのでしょう。

　また脳卒中ラットの実験や多くの疫学的調査から，動物性たんぱく質の少ない地域ほど脳卒中の発生や死亡率が高く，逆に肉や魚などの動物性たんぱく質の多い地域ほどそれが低いことが示されています。

　動物性たんぱく質に関しては，沖縄といえば豚肉というほど，沖縄の食生活には豚肉は欠かせません。しかも沖縄では豚は頭の先から足の先まで無駄なく利用しています。

　私たちの体の多くの組織はたんぱく質でできており，豚肉は私たちに豊富な動物性たんぱく質を供給しています。免疫のポイントを握る抗体もやはりたんぱく質なのです。

　大宜味村では老人でも毎日50g近くの肉類を食べているのに対して秋田の農村は20gという少量でした。そこに大きな開きのあることがおわかりでしょう。

　豚は14世紀頃，中国との交易の過程で沖縄に持ち込まれ広く庶民にも利用されてきました。仏教の影響で一千年もの間肉食を禁じられていた本土と沖縄とでは今なおその摂取量に20gほどの差がみられます。豚肉はまた牛肉や鶏肉に比べ，コレステロールの含有量も少なく，ビタミン B_1 も豊富な優れた食材ですが，時間をかけて脂を除く調理の過程が先人の知恵として大変素晴らしいのです。食文化という場合はそこまで含めての理解がとても大切なのです。

　かつては沖縄でもやはり豚は特別の日の食べ物で，庶民にとっては極めて貴重で高価な食べ物であり，正月用につぶした豚肉を塩漬けにして大事に利用していました。庶民の日常の食事はイモや野菜を中心とした質素なものでしたが，どの集落でもみんなで分け合って食べるという共食の文化が根付き，冠婚葬祭や村の行事等を通して肉，魚，豆腐などの蛋白質を摂取する機会に恵まれたのが村民の健康には大変幸いしたと思います。ちな

みに今でもこの村では年中行事や祭が多く，行事食には豚肉や豆腐，野菜類，魚は頻繁に登場してきます。また豚肉以外にも家の新築や村の共同での労働の後など，みんなでヤギ（山羊）のナベを囲んだり，近くの海や川の魚介類も上手に利用して必要なたんぱく源を確保するのに役立てていました。

　このような食文化は伝統的に肉類の摂取が制限されていた本土の食生活より特徴的であり，この村の長寿の要因として大きな意味をもっていたと確信しています。

長寿の秘訣　3

すごい！高い社会活動性

　沖縄の温暖な気候は一年を通じて屋外での活動を可能にしています。現在大宜味村の総人口はおよそ3,500人ですが，90歳を越える長寿者が80人もいます。特にここで強調しておきたいことはこの村の老人は"生きている限り現役"という意識がすごく強いことです。高齢になっても体が動く限りは畑仕事をしたり，村の伝統産業の芭蕉布の糸紡ぎをしたりと何らかの活動―労働，運動，その他村の行事やボランティア活動など社会と関わりのある活動を続けています。

　また喜如嘉集落はとくに伝統の芭蕉布の生産が盛んなところです。この村では多くの高齢者が芭蕉の糸紡ぎに精を出しています。喜如嘉芭蕉布の戦後の再興・発展に努められた芭蕉布保存会の代表者平良敏子先生の存在は極めて大きいものがあります。先生の指導で今，村では若い後継者が次々と育っていますが，芭蕉布の製作にはいくつもの作業過程があり，それぞれの体力に応じて芭蕉布づくりに関わることができるのは大変素晴らしいことだと思います。う積み（糸紡ぎ）は80歳，90歳の高齢者には打ってつけの作業だと思います。生前，110歳まで生きた喜如嘉集落のおばあさんは口癖のように言っていました。「自分からこの仕事を取ってしまえば何も残らない，これができなくなったら自分ももう終わりだ」と。この芭蕉布は村人たちの連帯感と生き甲斐，それに健康的な生活リズムの形成にも大きく関わっています。芭蕉布の着物，ハンドバッグ，ネクタイなど，これらの製品が出来上がるまでに多くの人々の手がかかっています。おばあさん達には自分の紡いだ糸がこれに使われているのだという満足感と喜びがあります。社会参加の大きな喜びです。この村では仕事も生き甲斐と感じている老人達が，それを日々の生活で実践しているといえましょう。

　大宜味村では，高齢者の大半が一人暮らしか，または老人夫婦のみの世帯ですが，社会から孤立して寂しくひっそりと暮らしているということは決してありません。大宜味村の老人達は都市部に住んでいる子や孫達，隣近所の友人との交流が驚くほど広く，また深いものがあります。特に「一番頼りにし，心やすらぐ相手」として友人を挙げる者が多いのですが，このことが村人気質とも相まって老人達の生活適応性を高めており，健康に

も良い結果をもたらしていることは間違いないと思います。

長寿の秘訣　4

地域活動

　今では少しずつ変わりつつあるとはいえ，村民の生活全般に「ゆいまーる」の精神が根強く息づいています。「ゆいまーる」とは，手短にいうと村人の労働力を互いに提供しあって協同的，相互扶助的に助け合う精神ということができますが，この言葉はサトウキビの刈取り，製糖，田植え，などの農作業だけでなく家の新築や墓工事，その他村の公共的な事業などへの奉仕作業なども含めて幅広く使われています。もっと簡単にいえば助け合いの精神ということですが，村中にまだこの精神が息づいているのです。

　那覇や浦添など都市地域に出てきて生活している同郷人で組織する郷友会というのがありますが，大宜味村出身者でつくる郷友会組織，「一心会」は県内でとても早い時期に結成されているのですよ。

　村人の強い結束力と活動エネルギーは，この郷友会「一心会」の活動とも相まって同村出身者の受賞，昇進，叙勲，出版等の祝賀会や奨学育英事業，冠婚葬祭，選挙運動等々，種々の社会活動の面でも今も多いに発揮されています。

　また太平洋，沖縄戦の直後ですが，県内の他の市町村に先駆けて敢行した八重山移住や20を越える海外移住先での同村出身者の定着，活躍も大変著しいものがあります。

　これらの県内外への移住の背景には村に資源が乏しかったことも理由の1つですが，「人材を以て資源となす」という村の古い教えにもみられるように，村人の多くが，自分の能力を引き出す可能性への挑戦をいとわなかったと考えるべきであり，このことはチャレンジ精神が旺盛というか，進取の気性に富む村民気質の一面を示しているといえます。

　またこの村の思想的革新性も特色の1つとして長い伝統があります。村には今でも「ウンガミ（海神祭）」を始めとする多くの祭や伝統行事が継承されていますが，この村の革新性は，村の伝統文化を執拗に守り続けようとするしたたかさと共存しながら村の生活文化の中に合理的なものを次々と取り入れながら現在に至っているといえます。

長寿の秘訣　5

大宜味村のお年寄りの健康像は？

　大宜味村ではどこの集落でもゲートボールが大変盛んです。村内にいくつもあるゲートボール場が時間になると，どこからともなくスティックをもった老人達がいつの間にやら集まって来ます。そして夕暮れ時まで若者達顔負けの熱い戦いがそこで演じられるのです。

　そのグループに80歳をはるかに過ぎたお年寄りたちの姿が多く見られ

るのもこの村の特徴でしょう。またカラオケに夢中になっている老人もいっぱいいます。

　現地に行ってみると大変良くわかるのですが，東北地方の農村老人に比べて，大宜味の老人達は顔の表情，姿勢，動作の機敏さなど，はるかに若々しいのです。数年前でしたか，あれは旧暦の正月でしたが，東北は西会津町の町長の一行が大宜味滞在中に大兼久の御願所の手前で 93，4 歳の杖をついたおばあさんに出会いました。おばあさんは親戚一族のその年の健康を祈願するためにその拝所に来たのだそうですが，ついでにそこに居合わせた町長さん一行の健康，繁栄の祈願もしてくれました。その傍らでテレビ局の撮影班が静かにフイルムを回していましたが，おばあさんに一言「おばー今度テレビに出るからね」と告げました。するとどうでしょう。そのおばあさん曰く「だったら少し待ちなさい，着替えて来るさー」と言うが早いか背を伸ばし，杖を小脇にして駆け出して行ってしまいました。そうなんです。ことほど左様にこちらのおじいさん，おばあさん達は元気なのです。と記されている。

　本章では，社会・文化・環境の中にある身体活動を促す要因に注目し，Work song の誕生からエアロビクス誕生のあらましと，シビリシティの概念と長寿宣言日本一を謳った大宜味村の人々の身体活動の視点から健康な都市・地域づくりについて示した。

　健康を促す環境づくりは身体活動支援の実践そのものであることを覚えておこう。

参考文献

1）https://ja.wikipedia.org//wiki/%E5%8A%B4%E5%83%8D%E6%AD%8C （2022. 2. 1 閲覧）

2）http://www.worldfolksong.com//songbook/russia/dubinushka.html （2022. 2. 1 閲覧）

3）A. Kimura. et al. (2015): Examination of the factor that is related to anxiety during a motor learning of the visually impaired by tactile information of artificial vision. JJ Phys Thera Public Health. 3 (1).

4）http://www.vill.ogimi.okinawa.jp/village_longevity/ （2022. 2. 1 閲覧）

5）https://ja.wikipedia.org//wiki/%E3%82%B1%E3%83%8D%E3%82%B9%E3%83%BB%E3%82%AF%E3%83%BC%E3%83%91%E3%83%BC （2022. 2. 1 閲覧）

6）Clark, C. M., Carnosso, J. (2008): Civility: a concept analysis, J. Theory Constr. Test, 12 (1), 11–15.

7）http://kanko.vill.ogimi.okinawa.jp/village/ （2022. 2. 1 閲覧）

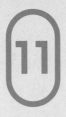

11

肢位強度法に使える
ウェラブルセンサー

　2020年2月中国武漢を起点とした新型コロナウイルスが大流行し，その収束の目途が2年間にわたって続いた。この間，歴史的に類を見ないウイルスの遺伝子解析が速やかに行われ，mRNAワクチンの開発とその製品化，そして世界中の人々に，それを接種する機会があった。

　このような生命科学技術の進歩は，人類の不安を減らす大きな役割を果たした。これはワクチンだけではなく，感染症の予防のための社会衛生教育が大いに寄与したことは間違いない。

　このような取り組みは，医療の範疇を超え，否応なしに社会全体で取り組むべき課題であり，公衆衛生学の重要性を認識する機会となった。

　元々，この感染症と人類の戦いは，公衆衛生学の原点であった。米国公衆衛生学会の歴史では，感染症への挑戦が，やがて水を巡る環境との戦いに至り，産業化に伴う課題，戦争に関わる課題，そして安寧な時代に入ってからは労働環境の課題，そして人間の生活そのものと関わる課題が時代とともに現われ，その時々の人々の身体活動を考えると，過剰な身体活動であった時期，特異的な身体活動が要求された時期，身体活動を極端に減らす生活様式による身体不活動が進行した時期がみてとれる。身体不活動の予防が，病気の予防にとどまらず，健康維持のために求められた。

　私たちは，このような視点に立って，公衆衛生学における身体不活動の予防として，実際にどのようなことが実現できるのだろうか？この章では，肢位強度法の算出に利用可能な新しいウェラブルセンサーとクラウドデータを利活用した身体活動支援の実践に使える装置を紹介する。

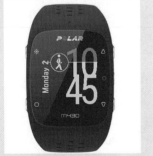

Polar M430（Polar社HPより）

11-1　特異的な動作の身体活動量の推定方法 - 肢位強度法のあらまし

　高齢片麻痺者の低活動を例に，特異的な身体活動量の推定が困難な例に対して，既存の身体活動量推定法がいかに無力であるかを知っておこう。

　維持期のリハビリテーションにおいて，血管機能および運動器の自然

増悪を引き起こす要因の１つである。健康管理の必要性から，この低活動性あるいは身体不活動，を簡便に判定する方法の開発が求められるが，簡便かつ有効性の確認が得られているものは少ない。

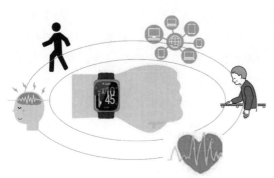

図11-1　ウェアラブルセンサーの活用イメージ

　低活動性の評価には身体活動量（amount of physical activity：PA）を用いることが考えられ，その１つとして，METs法によるカロリー換算を行い，エネルギー消費量を求める方法がある。

　しかし，身体活動の運動強度において，運動障害を持つ人と健康な者では，活動種目名が同じであっても，身体活動量は異なるものがある。移動に関する活動種目を例にとると，速度の遅速によって運動強度の高低を決定する方式を用いるMETs法は，高齢片麻痺者では，歩行速度が時速１km以下の歩行様式をとるため，実際には，心拍数（HR）や主観的運動強度が，中等度以上の運動強度を示したとしても，測定規則に従えば低強度と判定することになる。

　METs法は，今後さまざまな健康増進活動において用いられることが予想される一方，運動強度が動作の速度に必ずしも依存しない片麻痺者などの身体活動量の推定において過少評価傾向が生じるのではないかという問題が懸念される。

　そこで，高齢片麻痺者など運動障害のある人の身体活動を定量的に把握する姿勢と作業強度，活動時間の組み合わせによる方法を用いて測定する身体活動推定方法（肢位強度式身体活動量PAPI：PA by position and intensity method））が開発された。

（1）肢位強度式身体活動量の求め方
　従来から用いられてきた運動強度推定法における，動作特異的エネルギー消費係数の決定方法の代わりに，当該動作中の姿勢と，作業時の主

観的あるいは生体機能測定に基づく強度の組み合わせによって，エネルギー消費係数を決める方法である。

　具体的には，ある動作の身体活動量を推定するためにエネルギー消費係数を決定する3つの判定を測定者が行う。1) 動作の姿勢を判定し，2) 動作中の作業強度を判定する，3) 動作の継続時間を判定する。この手順を繰り返し，1日24時間分のすべての動作について身体活動量を推定する。エネルギー消費係数では，表8-1に示す3×3，9通りのマトリクス（格子）の中の1つを選択することになる。このエネルギー消費係数の決定に基づき，性別，年齢の影響を積算し，肢位強度式身体活動量を求める。

Position and Intensity Method

　姿勢と，作業強度によって当該身体活動のエネルギー消費係数を当てはめる。

1) 身体活動種目表を使わない方法[*1]

$$1日のPA = \sum_{i=1}^{1440}(EM \times BW \times A)i$$

　　EM：PIマトリクスで選択された分時エネルギー消費係数
　　BW：体重，A：年齢・性別補正係数，i：時間（分）

表11-1　肢位強度式身体活動量におけるエネルギー消費係数 (PIマトリクス)[*2]

	低強度	中等度	強度
臥位	0.017	0.023	0.026
座位	0.027	0.055	0.062
立位	0.045	0.059	0.091

　なお，この方法を半自動化する方法が提案されている。

　また，具体的な動作，活動に対してシミュレーションを行い，目標身体活動量を求めるためのソフトウェアが開発されている。

*1　METs法でもカテゴリーは身体活動種目で分類

*2　この肢位強度式身体活動量をエクセル上で自動的に計算するファイルを，本書の読者はダウンロードすることができるようになっている。（三共出版HPよりダウンロード）

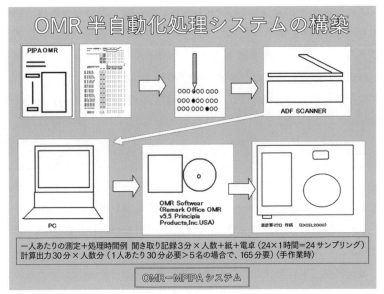

図 11-2　OMR-MPIPA システム

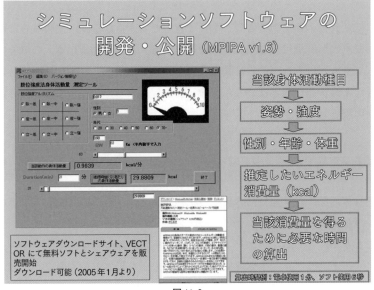

図 11-3

＊ MPIPA は，従来の身体活動種目ごとにエネルギー消費量を計算していた方法で，種目ごとの係数を表から選ぶことなく，当該種目の動作を姿勢と作業強度に分解することで，その活動のエネルギー消費量を計算するソフトである（インターネット上の「ベクター」にて配布）。

11-2　高齢片麻痺者の低活動性を示す身体活動量のカットオフポイント

　肢位強度式身体活動量を求めることによって，歩行動作が著しく健常者と異なる様相を示している人であっても，動作直後の体感的運動強度に近いエネルギー消費係数を示すことが，種々の研究から明らかになってきた。その一例をみてみよう。

125

高齢片麻痺者の身体活動量の自然低下を予測するための身体活動量（PA）の最適値を見つけたところ，デイサービスを利用する日常生活活動が自立した男性片麻痺者 25 名で，姿勢と作業強度，活動時間の組み合わせから推定した肢位強度式身体活動量（PAPI）と，METs 法で推定する身体活動量（PAMETs）から安静時心拍数と収縮期血圧の二重積（DP）を基に低活動を見つける最適なカットオフポイントを探した。

　低活動を簡便に判定する指標として，早朝，安静座位時の二重積（double products：DP）を算出し各身体活動量との関連性を分析した。結果，DP は 8,000 bpm×mmHg 以上の場合を低活動あり（陽性）として，PAPI と PAMETs で ROC 分析において，PAPI の 1,250 kcal（$p<0.05$）だけが有意であった。PAMETs は各値とも統計学的有効性を示さなかった。歩行動作が著しく健常者と異なる様相を示している人の身体不活動性を表すために，最適なカットオフポイントとして PAPI を用いることの妥当性が示された。

　低活動性の効果指標として DP は有効と考えられるが，健康教育において直接，制御可能な情報ではない。一方，身体活動量は本人の意思に直接働きかけられ，その結果は機器を介さず知ることが出来るため，血圧などの検査情報とは異なる保健行動を促進するための貴重な操作可能な要因と言える。

11-3　新しいアクティブトラッカーとしてのウェアラブルセンサー

　身体活動の定量化技術の現在の状況と言えば，ここ数年でウェアラブル（身に着ける）トラッカー（追跡装置）が台頭し，普及してきていることが挙げられる。アクティブトラッカーから派生してウェアラブルセンサーと言うべき，生体機能計測装置は，現在世界で最も販売されている Apple Watch などに身体活動定量化技術に脈波による心拍数の測定を採用したことを契機に AI を介した心房細動の発見機能などが加わって進化している。
　老舗の心拍測定機器を開発してきた Polar 社は，ユニークな製品として，Polar M430 を販売した。この機器が現時点で，優れているところを紹介する。これは光学式心拍数と加速度計を同期して測定することができるアクティブトラッカーであり，この機器をもちいることで，姿勢と運動強度の組み合わせからエネルギー消費量を推定する肢位強度法を客

126

観的に求めることができる。

　これはこのアルゴリズムが発表された1994年から20年後に実現された市販の機器と分析法を持つ画期的な測定システムをもたらした。

　この方法によって，運動障害があって，ASIS*¹に設置した歩数計では得られなかったデータを，生理学的に正しい身体活動量として心拍数と加速度計の計測によって測定できるようになった*²。なお，M430の示すエネルギー消費量値は心拍数をから導かれた計算式を用いて算出されている。加速度計の身体部位の設置位置に関係なく身体活動量を測定しているので，運動障害に伴う固有の動作あたりの身体活動量を心拍数の変化の累積値から求めることができる。

　ただし，心拍変動が不規則な病態をもつ人では，加速度の累積値を目安とした身体活動量管理が必要になることから，両者のデータと姿勢のデータを同期して取得するM430のデータは臨床応用可能性が高く，身体活動支援技術に欠かせない機器の1つと言える。今後，アルゴリズムは更新されることが予想されることから，最新情報に注意したい。

*1　ASISとは，上前腸骨陵のことであり，腸骨の上端の位置を示す。

*2　加速度計を健側の上腕に設置して身体活動量を測定する方法も提唱されているが，実用性は示されていない。

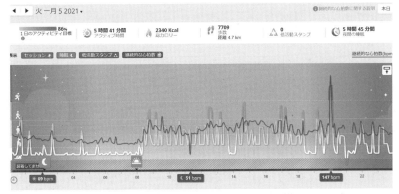

図11-4　M430による心拍数と姿勢の変化の測定結果（筆者のデータ）

　さらに，この身体活動量と同期させて，連続的な間質液中のグルコースの量を測定することで，低血糖の発見なども容易にできる可能性がある。FGM（Flash Glucose Monitoring フラッシュグルコースモニタリング）は，皮下の間質グルコース値を持続的に14日間測定できるセンサーを上腕に留置し，ICカードのように，センサーにリーダーをかざすことでその値を確認できる医療機器である。

　この機器を用いると，毎回指先から血液を出して値を確認する必要がないので，初回のみ較正するだけで，後は受信機をかざすだけで間質グ

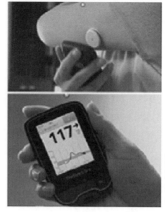

図11-5　FGMの実際
FGMのセンサーを上腕外側に装着し，受信機で連続8時間前までの血糖値（間質液中の糖濃度）を測定しているところ

ルコース値の確認ができる。身体活動の及ぼす即時血糖値変動効果が可視化できる。このデータはコンピュータに転送記録できる。

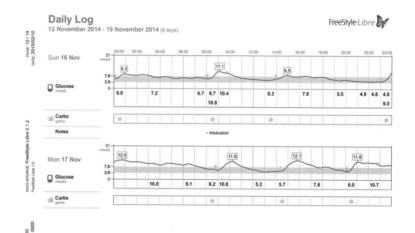

図11-6　FGMによる連続グルコース測定結果例（筆者のデータ，Freestyle Libreを使用）

　このようなデータを用いることで，薬以上に一過性の血糖の変化を作ることができる運動療法の開発も夢ではなくなりつつある。今後，これらの機器の利活用によって，新たな発見がなされる可能性がある[1]。

11-4　ウェアラブルライフレコーダーによる生理学・運動力学データ取得の実際

（1）ポラー社　M430　の入手方法

　アマゾンサイトに「M430　Polar」と入力すると以下の画面が現れる。ここでポチることで入手可能である[2]。

＊1　身体活動量と運動（療法）の影響を定量的に調べることができる。

＊2　2022年3月時点でPolar公式サイトでは販売終了となっているが，在庫が入手可能。今後後継機が販売される可能性もある。

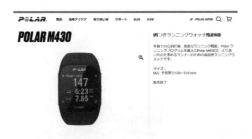

(2) M430 の初期設定

以下のようにケーブルでサイトに接続するだけで即使用可能である。

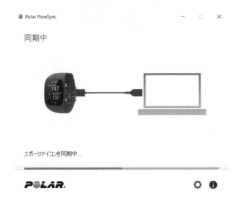

(3) M430 のクラウドデータ処理の始め方

　図にあるような画面が出現し，ツールバーをクリックすることでクラウドデータがサーバーに蓄えられていることがわかる。

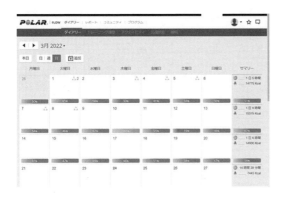

(4) M430 の装着の方法と注意点

ウェアラブルセンサーであり，腕時計として利用可能である。センサーの数が6個あるため，本体をきつく巻く必要はない。

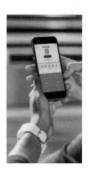

(5) M430 のデータの処理の一例　free software を用いた画像情報処理の数値化

画面のようにグラフで示されるが，マウスでポイントを指摘すると，数字が表れる。

左の人体のピクトグラムは臥位，座位，立位，歩行状態をセンシングして記録した結果を表している。

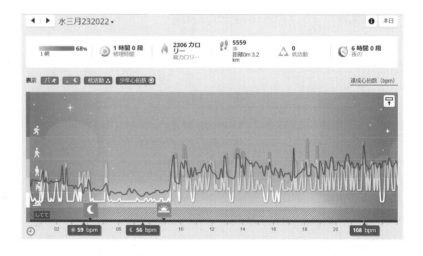

(6) M430 の WEB データの見方

このように，睡眠時間のクラウドデータも収集，記録，出力される。

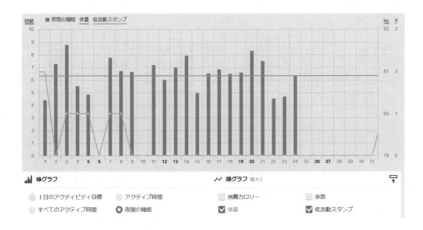

11-5　身体活動の定量化技術の将来

　これらのデータは AI が区分，または分類し続けるであろう。一般市民が，AI の力を借り，不勉強な専門家をはるかに凌ぐ知識をもつ時代にあって，何を核に専門性を発揮すれば良いのかが，問われるだろう。データを分析する際には，生物統計学の父，ゴルトンが指摘したように，人間はある一定の状態に回帰する性質がある，ということを忘れずに計測データの性質を考えることも忘れてはならない*。

*データの分布は一定の範囲内におさまる性質があるので，一見介入効果と考えたとしても，自然界のゆれの範囲である可能性があるということ。

文　献

1）大橋ゆかり，『セラピストのための運動学習 ABC』，文光堂（2004）.

2）中村隆一・齋藤宏・長崎浩，『基礎運動学（第 6 版）』，医歯薬出版（2003）.

3）道免和久．運動学習とリハビリテーション．バイオメカニクス学会誌．25（4）．177-182．2001.

4）Bernstein. NA. "The co-ordination and regulation of movements",. Pergamon Press,. New York（1967）.

5）Kottke. FJ. Halpern. D. Easton. JK. M. Ozel. AT. Buill. C.A. Training of Coordination. *Arch. Phys. Med. Rehabil.* 59. 567-572. 1978.

6）Kottke. F.J. Therapeutic Exercise to Develop Neuromuscular coordination. In Krusen's Handbook of Physical Medicine and Rehabilitation（ed. by Kottke, F.J. and Lehmann, J.F. 452-479. Saunders. Philadelphia. 1990.

7）Schmidt. R.A. A schema theory of discrete motor skill learning. *Psycho. Rev.* 82. 225-260. 1975.

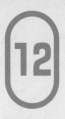

身体活動支援・教育実践のための具体例

　人・集団の身体活動を支援することは，身体活動学が存在する意義として欠かせない。身体活動支援の視点は，健康危機に直面した人・集団の身体活動への支援と，健康増進面（個人の生活経営基盤の維持向上，集団の文化的・社会的生産性の維持向上）への支援の2つがある。

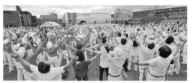

ラジオ体操をする集団（かんぽ生命 HP より）

　このような身体活動を健康の視点から，実践的な指導・教育対象とするのが，身体活動支援教育である。身体活動支援教育のきっかけ・とっかかりを掴み，具体例を知って，これまで学習してきた身体活動学を日常生活で実践する方法を考えて行こう。
　支援すべき身体活動とは何であろうか？具体的に何をしたら良いのだろうか？

12-1　支援すべき身体活動

　人は生きている限り，呼吸をして，心臓が拍動している，と同時に脳が働き，微小なりとも筋肉が収縮弛緩を続ける生命維持活動がある。これは古典的な生命科学・治療医学で示されてきた事実である。この生命維持活動の支援がある。楽な呼吸の仕方のための動作指導，健康危機に関する生命維持関連動作に介入する医療ケアがこれに該当する。
　また，毎日くり返す動作群を主とする生活活動動作が存在する。これはリハビリテーション医学による発見がもたらしたものである。健康危機に関する生活活動動作を含む活動の支援がある。臥床を強いられた状態から起き上がるための動作指導，身体不活動状態を察知させる指導，

身体不活動を防ぐことの意識をもたらす教育などが含まれる。

そして，社会と環境の中で生活活動と同期する活動や，それとは独立した集団を構成した社会活動が存在する。これは公衆衛生学に含まれる個人を超える集団的健康に関わる身体活動の支援である。健康づくりの場の集団体操の実施支援や，地域包括ケアシステムにおける通いの場での体操実施支援，労働災害予防活動支援などが含まれる。

このように身体活動支援は人にとって生命・生活・社会の各層において欠かせない取り組みである。

12-2　支援すべき身体活動の対象

身体活動支援において，介入すべき事柄を挙げると，実際に身体活動が原因または帰結となるさまざまな現象，出来事であり，かつ生命・生活・社会にとって安寧をもたらす善良なことに限定されるであろう。その場は医療や保健福祉に限定されず，実際の介入の場所には生活の場，学校，職場，医療福祉施設，各種イベント会場等様々な場所で取り組むことが考えられる。対象となる観察可能な期間は，人の誕生から，その生命を終える時までとなる。

12-3　身体活動支援の前に備えるべきもの

実践にあたってはエビデンスに基づいて具体的なデザインを行う必要がある。

身体活動支援教育のフレームワーク（問題発見―評価―実践指導―効果判定―継続判定・応用支援）
1　問題発見
　身体活動支援を必要とする課題・問題の所在を考える・調べる
　身体不活動の有無の観察・予想
　身体誤・身体過活動の有無の観察・予想＞労働災害予防支援・スポーツ障害予防支援を参照（詳細は本書では省略）

身体不活動の有無の観察・予想に対して，厚生労働省が公開している，東日本大震災をきっかけとして提案された生活不活発病のスクリーニング表の利活用を考えよう。

この表で，「地震前」を，「2か月前」，「入院前」などとイベントと置

133

き換えてみると，身体不活動への観察・気づきが促される。

予防のポイント

○ 毎日の生活の中で活発に動くようにしましょう。
　（横になっているより、なるべく座りましょう）

○ 動きやすいよう、身の回りを片付けておきましょう。

○ 歩きにくくなっても、杖などで工夫をしましょう。
　（すぐに車いすを使うのではなく）

○ 避難所でも楽しみや役割をもちましょう。
　（遠慮せずに、気分転換を兼ねて散歩や運動も）

○ 「安静第一」「無理は禁物」と思いこまないで。
　（病気の時は、どの程度動いてよいか相談を）

※ 以上のことに、周囲の方も一緒に工夫を。
　（ボランティアの方等も必要以上の手助けはしないようにしましょう）

※特に、高齢の方や持病のある方は十分気をつけて下さい。

発見のポイント　　〜早く発見し、早めの対応を〜

「生活不活発病チェックリスト」を利用してみましょう。

要注意（赤色の□）に当てはまる場合は、
保健師、救護班、行政、医療機関などにご相談ください。

12-4　身体不活動の予兆，生活不活発病チェック

地震前	現在
①屋外を歩くこと	
□ 遠くへも1人で歩いていた	□ 遠くへも1人で歩いている
□ 近くなら1人で歩いていた	□ 近くなら1人で歩いている
□ 誰かと一緒なら歩いていた	□ 誰かと一緒なら歩いている
□ ほとんど外は歩いていなかった	□ ほとんど外は歩いていない
□ 外は歩けなかった	□ 外は歩けない
②自宅内を歩くこと	
□ 何もつかまらずに歩いていた	□ 何もつかまらずに歩いている
□ 壁や家具を伝わって歩いていた	□ 壁や家具を伝わって歩いている
□ 誰かと一緒なら歩いていた	□ 誰かと一緒なら歩いている
□ 這うなどして動いていた	□ 這うなどして動いている
□ 自力では動き回れなかった	□ 自力では動き回れない
③身の回りの行為（入浴、洗面、トイレ、食事など）	
□ 外出時や旅行の時にも不自由はなかった	□ 外出時や旅行の時にも不自由はない
□ 自宅では不自由はなかった	□ 自宅内では不自由はない
□ 不自由があるがなんとかしていた	□ 不自由があるがなんとかしている
□ 時々人の手を借りていた	□ 時々人の手を借りている
□ ほとんど助けてもらっていた	□ ほとんど助けてもらっている
④車いすの使用	
□ 使用していなかった	□ 使用していない
□ 時々使用していた	□ 時々使用
□ いつも使用していた	□ いつも使用
⑤外出の回数	
□ ほぼ毎日	□ ほぼ毎日
□ 週3回以上	□ 週3回以上
□ 週1回以上	□ 週1回以上
□ 月1回以上	□ 月1回以上
□ ほとんど外出していなかった	□ ほとんど外出していない
⑥日中どのくらい体を動かしていますか	
□ 外でもよく動いていた	□ 外でもよく動いている
□ 家の中ではよく動いていた	□ 家の中ではよく動いている
□ 座っていることが多かった	□ 座っていることが多い
□ 時々横になっていた	□ 時々横になっている
□ ほとんど横になっていた	□ ほとんど横になっている

次のことはいかがですか？

⑦地震の前より、歩くことが難しくなりましたか？
□ 変わらない　　　□ 難しくなった
⑧ほかにも、難しくなったことはありますか？
□ ない　□ ある →　□ 和式トイレをつかう　□ 段差（高い場所）の上り下り　□ 床からの立ち上がり
　　　　　　　　　□ その他（具体的に記入を：　　　　　　　　　　　　　　　　　）

氏名　　　　　　　　　　　　　　　　　　（男・女，　　才）　　月　　日現在

　＊このチェックリストで、赤色の□（一番よい状態ではない）がある時は注意してください。
　＊特に 地震前 （左側）と比べて、 現在 （右側）が1段階でも低下している場合は、早く手を打ちましょう。

注：各質問の最上段以外にチェックがなされた場合，注意を促すことにする。

　地震のため環境が変化したことで，生活が不活発になりがちです。周囲の道などが危なくて歩けない，周りの人に迷惑になるから，と，つい動かないということもあります。

　それまでしていた庭いじりや農作業ができなかったり，地震の後だからと遠慮して散歩やスポーツ・趣味等をしなくなったり，人との付き合いなどで外出する機会も少なくなりがちです。このように生活が不活発な状態が続くと心身の機能が低下し「生活不活発病」となります。特に，高齢の方や持病のある方は起こしやすく，悪循環注）となりやすいので，気をつけましょう。

　活発な生活が送れるよう，みんなで予防の工夫を。

注）悪循環とは…生活不活発病がおきると歩くことなどが難しくなったり疲れやすくなったりして「動きにくく」なり，「動かない」ことでますます生活不活発病はすすんでいきます。

（厚生労働省）

災害時の生活機能※低下予防の基本的考え方
（国立長寿医療センター　研究所　生活機能賦活研究部部長　大川　弥生先生）
一部筆者加筆
―ポイントは「生活不活発病」―
1　災害時には生活不活発病が多発⇒生活機能全体が低下
　災害直後だけでなく，中・長期にわたり進行（「生活機能低下の悪循環」）
2　原因は「生活の不活発化」
―生活が不活発なら必発・病気・外傷と関係なしに「環境因子」の変化だけでも生じる＊・「心身機能」よりも「活動」（生活行為）や「参加」の低下が先に顕在化・「不活発」とは運動量の減少だけでなく，以下の全て
　（1）生活行為（「活動」）の「質」的低下：生活行為が困難になるなど
　（2）生活行為（「活動」）の「量」的低下：外出の回数・距離の減少など
　（3）家庭内・地域社会での役割（「参加」）低下：物的・人的環境の変化が影響

＊この考え方は，ワシントン大学のシャーマン教授＊らの提唱する運動病理学に該当する。

　すなわち，けがや障害によって身体機能が低下し，身体活動が低下する経過とは逆の，環境または習慣によって身体活動が低下した結果，器官機能が低下し，最悪何らかの運動機能低下から病気の発病に至るという考え方である。（筆者注釈）

3　ハイリスク者：一見元気な高齢者でも注意
　(1) 病人・障害者・要介護者
　(2) 生活行為（「活動」）の低下がある人
　(3) 一応自立していても「環境限定型自立」の人：例：「近くしか歩いていない」「壁や家具の伝い歩き」など
　(4) 生活が不活発な人：地震後家事など家庭内での役割が低下，外出が少ない，など
4　対策の基本は「生活の活発化」―「活発な生き生きとした生活」で自然に生活を活発化
　(1) 生活行為（「活動」）の向上：「質」と「量」・活動自立訓練，よくする介護（不適切・過剰な介護サービスや車いすの使用などは生活不活発病を加速）
　(2) 家庭・地域での役割（「参加」）の向上

※生活機能：
① 体・精神の働き，体の部分である「心身機能」，
② ADL（日常生活行為）・外出・家事・職業に関する生活行為全般である「活動」，
③ 家庭や社会での役割を果たすことである「参加」，のすべてを含む包括概念。

　生活機能には健康状態（病気・怪我・ストレスなど），環境因子（物的環境・人的環境・制度的環境），個人因子（年齢・性別・価値観など）などが様々に影響する。

　WHO・ICF（International Classification of Functioning, Disability and Health；国際生活機能分類）による概念。※※生活不活発病：廃用症候群（学術用語）が「生活の不活発」を原因として生じることを，当事者自身に分かりやすくするための名称。

12-5　身体不活動の評価

　身体活動支援を必要とする課題・問題の原因推定と客観的測定と介入必要度の判定
　身体不活動の原因推定と客観的測定と介入必要度の判定（前述の表参照）
　身体誤活動・過活動の原因推定と客観的測定と介入必要度の判定＞労働災害・スポーツ障害の客観的測定と介入必要度を参照のこと（詳細は本書では省略）

評価用ヒント
「生活が不活発化」した原因の明確化
〇災害などイベントが直接に生活不活発病を起こし，「イベントだから仕方がないなど」というものではない。下に示すように色々な要因による「生活の不活発さ」が直接の原因であることを考える*。
〇なぜ「生活が不活発」になったのかを考えて，生活を活発にさせる手がかりの発見を念頭に置く。

*災害以外の日常生活の場面でも，同様に考えてみよう。

〈例〉
1.　環境の大変化のために動けない人
―家の中が散乱し，周囲の道が危なくて歩けない
―避難所で通路が確保されておらず歩きにくい
―つかまるものがないので立ち上がりにくい，など
2.　することがないので動かない人
―自宅での役割（家事・庭いじり，など）がなくなった
―地域での付き合いや行事がなくなった，など
3.　「動かないように」と抑制されている人，している人
―家族の「危ないから動かないで」
―同じく「まわりの人に迷惑になるから動かないで」
―ボランティアの「自分達がやりますから」
―ドクターストップがかかっている
―ドクター以外の専門家からストップがかかっている
4.　加齢や病気・障害の影響で以前のように動けない人
―家族の「危ないから動かないで」
―同じく「まわりの人に迷惑になるから動かないで」

―ボランティアの「自分達がやりますから」

―つかまるものがないので立ち上がりにくい，など

―動作の途中で疲れてしまってできない，など

―身体を動かす気持ちが起こらない，（うつ・落ち込み）など

5. 何をどうすればわからないために動けない人

―運動してよいかのわからない，など

―誰に聞けばよいのかわからない，など

12-6　身体不活動の改善のための実践指導

身体活動支援課題・問題への介入内容（活動デザイン）の決定と効果判定法の明示

身体不活動への介入内容（活動デザイン）の決定と効果判定法の明示

身体誤活動・過活動への介入内容（活動デザイン）の決定と効果判定法の明示〉労働災害予防・スポーツ障害への介入必要度を参照のこと（詳細は本書では省略）

実践指導用例

移動動作能力の維持増進のための運動

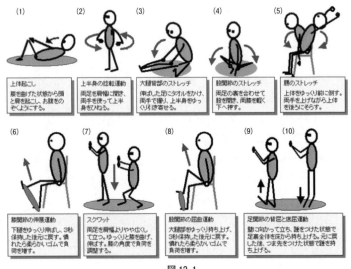

図 12-1

　移動に関わる動作は「立つ，座る，起き上がる」などの起居動作と「歩く，走る，階段の昇降」などの歩行動作がある。起居動作や歩行動作の加齢に伴う能力低下は，各動作の主動筋である腹筋群（腹直筋，内・外腹斜筋）や大腿四頭筋における筋力の低下を反映している。従って，これらの筋群の筋力維持向上を目的とした以下の運動（ストレッチングと筋力トレーニング）を行なうことが有効である。

1）上体おこし（1）や上半身の捻転運動（2）

2）大腿背部（3），股関節（4），腰（5）のストレッチング

3）膝関節の伸展運動（6）やスクワット（7）

4）股関節の屈曲運動（8）

5）足関節の背屈運動（9）と底屈運動（10）

12-7　高齢者の健康づくりのためのレクレーション活動や軽スポーツ

　高齢者が安全で，楽しく，かつ運動効果が期待できるレクレーション活動や軽スポーツとしては以下のものがある。

(1) レクレーション活動

1）ハイキング，ピクニック，オリエンテーリング，キャンピング

2）旅行，ホステリング

3）社交ダンス，フォークダンス，盆踊り，日本舞踊，民踊

4）家や庭の手入れ，家庭菜園，ガーデニング

(2) 軽スポーツ

1）ゴルフ，ターゲットバードゴルフ，ミニゴルフ

2）ゲートボール，ボーリング，ローンボーリング

3）テニス，フリーテニス，卓球

4）ビリヤード，輪投げ，ダーツ，フリスビー

5）水泳，水中歩行，水中ダンス

　筆者らの実践による身体活動実践種目

　ポイントは手軽な環境設定ですぐ始められること，厳密な運動療法とは区別される身体活動促進用動作の指導である

例1）その場スクワット　図12-1（7）参照

例2）その場背伸び　図12-1（10）参照

例3）電話帳　もしくは少年ジャンプなどの雑誌を用いた　台昇降エクササイズ

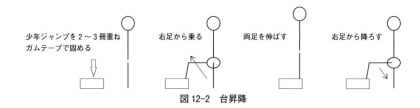

少年ジャンプを2〜3冊重ね　　　右足から乗る　　両足を伸ばす　　　右足から降ろす
ガムテープで固める

図12-2　台昇降

5 cm 台から始める。これらの動作を1秒1ステップ　1段昇降所要4秒で1サイクルを基本として，長いこと身体不活動状態にあった人には，まず週1回，3分から始めるよう勧める。好きな音楽にあわせて，徐々に週2回することを勧める。目標は10分間実施することを勧める。

　運動前後の心拍数をスマートフォンアプリなどで記録するように勧める。心拍数の上昇効果が弱まった場合，1ステップをスマートフォンのメトロノームアプリケーションなどで拍子を取り，1ステップあたりの所要時間を1秒から徐々に短くし，最短0.3秒（切り返し動作の限界時間）まで短くしていくように指導する。

　このテンポおよびリズムに合う好きな音楽を探すことを促すとモチベーションに良い影響がある。思い当たらない人には，その年代の人がかつて良く聞いた音楽を聴きだして，一緒に探す場面を作ることは楽しい時間にもなる。このエクササイズの動作自体に面白みはない。

　習慣化したら，台の高さを5 cm ずつ（雑誌2〜3冊分）高くしていく。切り返し限界時間を超え，Physiological Cost Index（PCI，生理的コスト指数）が天井に達した場合，このエクササイズ時に1〜2 kg の荷重を追加する。筆者の経験では，0.5秒1ステップ程度に至ってもPCIは天井に至らない*。

　この効果を本人が自覚する前にPCIで確認させると，モチベーションが保たれる確率が高まる。

生活不活発病がほとんど認められないフィールド

　筆者は，沖縄県大宜味村の90歳以上の高齢者の方の身体活動と健康の調査を実施している。驚くことに，生活不活発病チェック表の要注意項目にひっかかる人がほとんどいない。参考までに彼らの生活の中で特徴的な4点を示しておきたい。

　1　ほとんどの人が庭の果樹（シーカーサー）の手入れを自分の責任で行っている。

　2　自宅から数百メートルの公民館に集まり，年中行事の準備と参加している。

*全身運動（エアロビクス）以外に，筋トレの主適時間があるという研究報告もある。
　筋トレを激しく，または高頻度で実施すると全くトレーニングをしない人よりも心不全になりやすいという。（東北大の報告）

140

3　暑い日差しの中では作業をせず，夕方から仲間とおしゃべり（ゆうたく）を楽しんでいる。

4　何らかの競争を伴う行事に参加・応援することを楽しみにしている。

また，アジアでは香港・シンガポールの高齢者の健康寿命が延びている。筆者が観察した彼らの生活の中で，沖縄県の高齢者の日常にみられる行動に，夕暮れから夜まで，のんびり，仲間と円卓を囲んで会話とお茶をしながら，時にテレビのサッカー鑑賞（もしかするとサッカーくじに講じていたかもしれない）をかなりの人が楽しんでいる。

これらは，身体活動支援というにはあまりにも静的活動に思えるかもしれないが，能動的な座位活動を行っているとも考えられる。しっかりと心身とも休養し，翌日の朝や涼しいときに身体活動をしっかり行う生活の中に，健康寿命に関連する要因Xがあるかも知れない。このようなフィールド調査のデータも，身体活動支援において有効なエビデンスになる可能性がある。

12-8　身体活動支援の効果判定

身体活動支援課題・問題への介入内容（活動デザイン）の効果判定と次の方針決定
身体不活動への介入内容（活動デザイン）の効果判定と次の方針決定
身体誤活動・過活動への介入内容（活動デザイン）の効果判定と次の方針決定）労働災害予防・スポーツ障害への介入内容（活動デザイン）の効果判定と次の方針決定を参照のこと（詳細は本書では省略）

（1）効果判定の実践例

介入内容（活動デザイン）の効果判定には，7章でも示した身体活動疫学の手法がもっとも一般的である。

デザインの考え方には，疫学の特徴である発症者の割合として当該地域で一定期間に発生したリスク所持者数について，分数の概念に基づいて，リスクを持つ人と持たない人を分母に置いて，持つ人を分子に置き，その割合を介入前後で数えるという方法を基本にすると良い。

介入前後での変化がランダムな確率を上回った場合，その介入は効果があったと見なして良い。

また，対象集団をランダムに介入群と対照群に分けた上で，群間における発症者の割合の変化の差を評価しても良い。

ここでリスク所持者として身体不活動を発症した者と定義すると，以下のような方法で，計数化することができる。単に行動観察的に明らかな生活不活発の症状の有無を数えても良い。他にも，身体不活動の操作的定義を与えて，種々の実践活動の介入計画を立てても良い。

さらに，個から集団に共通する身体不活動促進要因があれば，その原因が個人を超えた環境要因にあることを調査し，政策提言をしても良い。これは公衆活動に該当する。

(2) 身体不活動性の計数化の実践例

身体活動時のエネルギー消費の指標には酸素摂取量が用いられるが，厳密に運動量を定量化するための機器には一般的にトレッドミルや自転車エルゴメーターを用いなくてはならず，室内での測定に限られる。その弱点補うために1979年に，MacGregorは日常生活に準じた状態での，身体活動に伴う生理的なコストを測定する方法として，PCI*を提唱した。

原法は運動量を歩行速度で規定しているが，回数を規定し，繰り返し動作回数または時間から導いた速度（一定時間当たりの回数）を歩行速度と入れ替えて評価することで，当該身体活動のPCIとして測定可能である（注：さらに当該動作の運動量を運動幾何学的に測定するモーションキャプチャー法を用いることで，一定期間の周期性をもつ不規則な動きの定量からPCIを算出することが可能であるが，まだ研究で用いるレベルの技術であり，一般化には時間を要すだろう）。

(3) PCIを用いた身体不活動性の判定

手順例を示す。MacGregorの方法では，8の字の歩行路を200m歩く事によって求めているが，実際の諸家の報告では，あらかじめ設定した時間を歩いて距離を求める方法が多く，そのほとんどが3〜5分を採用している。同一基準で相対的な変化を評価する分には，問題ない。

1　5〜6mの歩行可能な静観かつ平坦な環境，コーンなどの目印とストップウォッチとメジャー，スマートフォンを用意する。著しく寒暖でないことを確認する。室内か温暖な時の室外が適応となる。

以下のような設定を行っても良い。

* Physiological Cost Index（生理学的コスト指標）

142

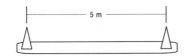

2　PCI 測定対象者の歩行前，十分に安静を取った状態で心拍数を 30
秒間スマートフォンアプリなどで測定する。

3　3分間（例としては5mコースを往復）歩くよう指示，実行。

4　移動距離と歩行直後30秒間の心拍数を測定する。

5　以下の計算式で PCI を求める。

6　基準値をもとに，身体不活動性の有無を判定する。

PCI（beat/m）＝｛運動時心拍数―安静時心拍数（beat/minute）｝/運動
時速度（m/minute）

　PCI の明確な基準値は示されていないが，MacGregor の報告では歩
行動作を例にした健常成人の場合，0.11〜0.51（beats/m）とされてい
る。この範囲を上回り，著しく外れた場合，身体不活動性ありと判定す
ることも考えられる。

　ただし，メタ研究の結果に基づくデータはまだ存在しないため，今後
とも研究を重ねることが必要であることは言うまでもない。

（4）判定後の方針決定

身体不活動の改善が認められた時

① 改善の理由があきらかであれば，その介入方法の継続を勧告する。

②ほかの要因が改善理由であると思われた場合，量―反応関係を考慮
　　した再介入を提案しても良い。対象者・集団のニーズを把握する。

身体不活動の改善が認められない時

①改善不良の理由があきらかであれば，介入方法の変更または中止を
　　勧告する。

②ほかの要因が改善不良理由であると思われた場合，量―反応関係を
　　考慮した再介入を提案しても良い。当然，対象者・集団のニーズを
　　把握する。

　これらの介入効果は，研究として実施されなくてもデータ管理を行

い，必要に応じてデータを提供することが望まれる。また，課題の所在が身体活動にないことが判明した場合でも，これらの実践活動で得られたデータは，ほかの研究や実践活動のデータと合わせることで公衆衛生活動に寄与することになるので，きちんと保管する。目安は10年間とされる。今度匿名化してデータを共同で使用する体制が整った場合，そこに移管することも知っておきたい。

補足 身体活動の機序理論の完成を目指す

　身体活動の機序に関する理論はまだ明確なものはない。しかし，この理論の構築は身体活動学の課題そのものであり，現在精力的に取り組まれている。

　これらの理論構築にあたって，筆者は実践を通したデータの蓄積と分析を通して，以下の3要因を取り上げて，それぞれの要因間の関係を考察しようとしている。それらは，1に脳機能，2に身体機能の特性，3に個体を取り巻く環境との相互作用を与える要因としている。

　身体活動学は，身体活動を操る3要因の複合要因の構造と社会的意義を実証的・実践的に明らかにするものである。その理論体系の完成志向性において行動科学の立場に近い観察手法を用いながら，栄養学，運動幾何学，身体内部におけるエネルギー代謝や神経機能の作用，免疫作用など生理学的手法も取り入れた分析を行い，既存の体育学，心理学・社会学や教育学の知見と，医学，理学療法学，伝統的医療代替療法学等の知見を加え，人の身体活動の起源と健康や人の文化・社会への応用性を明らかにする。個性を抽出し，個性に応じた支援を行うと同時に，一見多様にみられる中から共通する不偏性と，場が変わっても保たれる不変性を抽出することが要求されることから，この理論の構築には数理的なモデルの理解を基礎に置く必要があると思われる。

　ちなみに，人の意思決定（主体的，主体性とも言う）のしくみを脳神経機能ばかりではなく，人の身体特性および環境との相互関係を含めてシミュレーションしうるモデルで説明する試みがある。人工知能技術の進展によって果たされる可能性もあることから，身体活動学はきわめてプリミティブな現象を先端の科学技術で理解することになる。

　意識的身体活動における合理的節約機序には，予測制御の困難な事象に対処するためのカルマンフィルターの原理を用いた動作制御理論が適応可能かも知れない。この解明にも機械学習を基盤とした計算機統計学などの進歩を理解する必要があるだろう。学ばねばならない知識は今後ますます増えて行くであろう。現象を解明することも実践活動に含まれるのである。自分自身を操る自分を知って，どんな環境に晒されても自分の健康を保つ方策を見つけていかねばならない。

　本書が人を対象とする科学として健康から文化に至る広範囲な教養をもって実践に取り組む人がさらにこの分野を進化させて行かれることを願う。

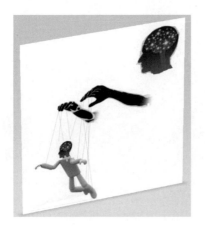

参考文献

1）https://www.jp-life.japanpost.jp/health/exercise/health-app/kam_201902.
html（2021 年 12 月 1 日閲覧）

2）木村　朗（2018）：身体活動学入門. 三共出版.

3）https://www.mhlw.go.jp/file/06-Seisakujouhou-10600000-Daijinkanbou
kouseikagakuka/0000122331.pdf（2022. 2. 1 閲覧）

付録1　身体活動量測定ツールの使い方

1　IPAQ　国際標準化身体活動質問票
Short, usual, self-administered

　以下の質問は，みなさまが日常生活の中でどのように身体活動を行っているか（どのように体を動かしているか）を調べるものです。平均的な1週間を考えた場合，あなたが1日にどのくらいの時間，体を動かしているのかをお尋ねしていきます。身体活動（体を動かすこと）とは，仕事での活動，通勤や買い物などいろいろな場所への移動，家事や庭仕事，余暇時間の運動やレジャーなどのすべての身体的な活動を含んでいることに留意して下さい。

　回答にあたっては以下の点にご注意下さい。
◆強い身体活動とは，身体的にきついと感じるような，かなり呼吸が乱れるような活動を意味します。
◆中等度の身体活動とは，身体的にやや負荷がかかり，少し息がはずむような活動を意味します。

　以下の質問では，1回につき少なくとも10分間以上続けて行う身体活動についてのみ考えて，お答え下さい。

[質問1a] 平均的な1週間では，強い身体活動（重い荷物の運搬，自転車で坂道を上ること，ジョギング，テニスのシングルスなど）を行う日は何日ありますか？
　□週　　日
　□ない（→質問2aへ）
[質問1b] 強い身体活動を行う日は，通常，1日合計してどのくらいの時間そのような活動を行いますか？
　1日　　時間　　分
[質問2a] 平均的な1週間では，中等度の身体活動（軽い荷物の運搬，子供との鬼ごっこ，ゆっくり泳ぐこと，テニスのダブルス，カートを使わないゴルフなど）を行う日は何日ありますか？歩行やウォーキングは含めないでお答え下さい。
　□週　　日
　□ない（→質問3aへ）
[質問2b] 中等度の身体活動を行う日には，通常，1日合計してどのくらいの

時間そのような活動を行いますか？

　時間　　分

［質問 3a］平均的な 1 週間では，10 分間以上続けて歩くことは何日あります
か？ここで，歩くとは仕事や日常生活で歩くこと，ある場所からある場所へ移
動すること，あるいは趣味や運動としてのウォーキング，散歩など，全てを含
みます。

　□週日

　□ない（→質問 3a へ）

［質問 3b］そのような日には，通常，1 日合計してどのくらいの時間歩きます
か？

　時間　　分

［質問 4］最後の質問は，毎日座ったり寝転んだりして過ごしている時間（仕事
中，自宅で，勉強中，余暇時間など）についてです。すなわち，机に向かった
り，友人とおしゃべりをしたり，読書をしたり，座ったり，寝転んでテレビを
見たり，といった全ての時間を含みます。なお，睡眠時間は含めないで下さい。

　平日には，通常，1 日合計してどのくらいの時間座ったり寝転んだりして過
ごしますか？

　1 日　　時間　　分

以上です。ご協力ありがとうございました。

引用論文

1) 村瀬訓生，勝村俊仁，上田千穂子，井上茂，下光輝一：身体活動量の国際標
準化— IPAQ 日本語版の信頼性，妥当性の評価—，厚生の指標，49（11），
1-9，2002

（Murase N. Katsumura T. Ueda C. Inoue S. Shimomitsu T. 2002. Validity
and reliability of Japanese version of International Physical Activity Ques-
tionnaire. Journal of Health and Welfare Statistics. [In Japanese] 49 (11),
1-9.）

2) Craig C. L. Marshall A. L. Sjöström M. Bauman A. E. Booth M. L.
Ainsworth B. E. *et al.* 2003. Inernational physical activity questionnaire:
12-country reliability and validity. Med Sci Sports Exerc. 35, 1381-1395.

　スコアリング方法は上記 1）を参照のこと。質問項目の一部削除に伴い，歩
行強度の割りあてメッツ数は 3.3 に統一すること。

付録2　PIPA シート（肢位強度式身体活動量測定方法）

　PIPA（Quantity of Position and Intensity Physical Activity）とは姿勢と作業強度，継続時間の組み合わせから身体活動量を近似して求めた身体活動量のこと。

　これまで，聞き取りデータから，推定する方法（聞き取り法）が主流でしたが，姿勢情報をカメラ画像や，ジャイロセンサー情報で取得し，同期して得た心拍数，加速度，継続時間の情報をアクティブトラッカーから得ることで，ここに示す表計算シートの関数を利用したファイルによって客観的な身体活動量の近似値を得ることができる。筆者が研究・開発したもの。

　座位時間，臥床時間，立位時間も同時に集計して可視化できる。

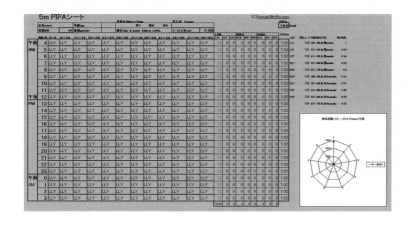

年齢性別補正値表

年齢	男性	女性	年齢	男性	女性
10	1.537	1.463	20〜	1	0.959
11	1.455	1.372	30〜	0.955	0.909
12	1.372	1.293	40〜	0.93	0.872
13	1.289	1.223	50〜	0.926	0.864
14	1.219	1.153	60〜	0.909	0.864
15	1.157	1.083	70〜	0.893	0.86
16	1.12	1.037	80〜	0.864	0.86
17	1.091	1.008			
18	1.062	0.996			
19	1.032	0.983			

PIPA シートの使い方

実際の 1 日の PA 推定手順は，

1) この行動記録表のマス日の上方に活動種目を書き入れる。

2) 活動継続時間を線分で表す．その時間を線分の真下に書き入れる。

3) 24 時間について行う。

4) これらの記録から CPA を求めるには，身体活動に該当するエネルギー消費係数を探し，電卓等を用いて，その係数×体重×継続時間を行う，最後に表（の補正係数を掛けて，当該身体活動のエネルギー消費量（身体活動量）を得る。

5) PIPA を求めるには，マス目の上方に活動種目の横に当該身体活動時の肢位と運動強度を書き入れる．（10 分毎，あるいは 5 分間の中でもっとも長く該当する姿勢（肢位，作業強度（運動強度），時間を記述する。）

6) 表 1 PI マトリクスから当該 身体活動種目（動作）のエネルギー消費係数を探し，電卓等を用いて，その係数×体重×継続時間を行う，最後に表 4 の補正係数を掛けて，当該身体活動のエネルギー消費量（身体活動量）を得る。

7) 24 時間すべての身体活動を継時的に記入し，各 PA を求め，その総和を 1 日の PA が得られる。

　本書読者には，これらを 1 枚のエクセルシートでプルダウンメニューに従って，数値を入力するだけで，1 日のエネルギー消費量を算出することができるファイルを手に入れることができる（注　現在，PIPA シートは 20 歳以上の年代を対象とした計算のみ可能である）*。

＊ PIPA シートは三共出版 HP よりダウンロードできる。

索　　引

■あ

アイスクリームテスト　93
アウトカム　95
アクセシビリティ　115
アクティブトラッカー　59
安里屋（あさとや）ユンタ　109
アライメント　78
安静時代謝量（METs）　4

■い

意識的身体活動　2
移動動作能力　138
祝歌（いわいうた）　108

■う

ウェラブルセンサー　122
ヴォルガの舟歌　106
運　動　3
運動基準　47
運動制御　77
運動性疲労　81
運動不足病　111
運動路　78

■え

エアロビクス理論　111
栄　養　96
エルゴノミクス　81

■お

大宜味村　116
オーバートレーニング　84
オッズ比　53

■か

カルマンフィルター　144
冠動脈疾患発生率　56

■く

クラウドデータ　122

■け

軽スポーツ　139
ケネス・クーパー　111
健康危機　132
健康信念モデル　68
健康増進面　132
健康都市　114
健康に関する行動　73
健康日本21　21

■こ

効果判定　141
高血圧症　56
国際勧告　23
黒人労働歌　109
ゴリラバスケット　95
コントロール所在　74

■し

シーカーサー　140
肢位強度式身体活動量 PAPI　123
シーシャンティ・船乗りの歌　105
時間構造　85
時期区分　85
自己効力感モデル　69
仕事歌　104
脂　質　97
質問紙　12
シビリシティ　115
週内変動型モデル　88
12分間走テスト　112
生涯身体活動学　1
職場づくり　45
身体活動　3
身体活動疫学　36
身体活動ガイドライン　50
身体活動支援教育　133

身体活動のリスク　61
身体活動量　2, 3
身体活動量の基準　21
身体不活動　35

■す

水　分　100
数理的なモデル　144
ストレスコーピング　72
ストレスマネジメント　72

■せ

生活活動動作　132
生活習慣病　36
生活不活発病　134
生物統計学　131
生命維持関連動作　132
生理学的コスト指標　142

■そ

総死亡率　56
相対危険度　54
相対危険率　53
相反抑制　78
ソーシャルサポート　73

■た

第1のてこ　76
第3のてこ　77
第2のてこ　76
単軸加速度センサー　9
炭水化物　96
たんぱく質　97

■て

伝統的医療代替療法　144

■と

動作性疲労　81

糖尿病　56
土搗歌　108
トロント憲章　23

■ に

日内変動　89

■ は

バイオメカニクス　75
機織歌（はたおりうた）　108
バリアフリー　115

■ ひ

飛脚時計　ヒキャクドケイ　10
ビタミン　98
ヒューマンエラー　2
ヒューマンファクター　2
ヒューリスティック　95
拍子　110
ピリオダイゼーション　84

■ へ

ペドメーター　7
ヘルスリテラシー　92
変化のステージ理論　70

■ ほ

保健行動理論　68
保健指導　37
歩数計　7, 10
歩時計　ホドケイ　10

■ ま

まちづくり　44

■ み

ミネラル　99

■ む

無酸素性運動　4

■ め

メゾサイクル　87

■ ゆ

有酸素性運動　4
ユニバーサルデザイン　115

■ ら

ランダムな確率　141

■ り

量程器　8

■ れ

レクレーション活動　139

■ ろ

労作歌　104

■ アルファベット

A Collection of Physical Activity Questionnaires for Health-Related Research　17
ASIS　127

Baecke questionnaire　16
British Civil Servant questionnaire　12

Caspersen　3

Dubinushka　107

FGM　127
Five-City Project questionnaire　16
Framingham questionnaire　15

Harvard Alumni Activity Survey　14
Healthy People 2020　44
Hypokinetic Disease　111

IPAQ（International Physical Activity questionnaire）　16

Lipid Research Clinics Prevalence Study and Coronary Primary Prevention　15

METs 法　123
Minnesota Leisure Time Activity questionnaire　14

Odds Rate　53

PCI：Physiological Cost Index　142
Polar 社　126

Relative Risk　53, 54

self-control　79

Work song　104

あとがき

本書は，筆者が大阪大学医学部附属病院に在職中に，糖尿病を合併した脳血管障害を発症した患者さんの理学療法の実施，リハビリテーションの支援をする中で，血糖値の管理に必要な運動量，運動強度と，運動障害から回復させるための運動療法，身体活動の内容を如何に組み合わせるか，最適解を見出すべきか，悩みに悩んだ経験をきっかけとして生まれた。動作の特異性を乗り越えるための運動，身体活動の定量化をテーマに未だに取り組んでいる，日記のようなものでもある。いつの間にか，その頃から 30 年以上経過してしまった。

日本に輸入するのに一苦労したフィンランド製の無線式心拍数計を糖尿病患者の身体活動量測定に試みた日からすると，今日のウェアラブル装置が，当時の機器の性能を上回り，安価に世界中の誰もが手にすることができるようになったことは驚きでもあるが，ずっと望んできた現実として受け止めている。

この先，クラウドデータやビッグデータから人工知能によるアラート技術が発展し，身体活動を無意識に低下させてしまうことを防ぐことが実現するだろう。

そんな時が来た時に，温故知新として，江戸時代の飛脚時計の物語を読み返していただけると著者として，嬉しい限りである。事実としての身体活動の測定データと，その意味，価値に対する人類の在り方には普遍的なものがあるような気がするからである。

この学問や実践に導かれた若き学徒の道標になることを祈りつつ。（前著「身体活動学入門」より（2018 年冬））

実践身体活動学によせて

お陰様で「身体活動学入門」は 2 刷を重ね多くの読者に届いた。この間，コロナ禍やウクライナの戦争など歴史上重要な出来事が人類に訪れた。私たちは自分自身の身体活動を自分の意志によってのみ決定している訳ではないことを否応なく感じさせられている。

本書は，病気の予防に身体不活動の予測を生かし無意識の不活動を防ぐことを目指して実践に生かすことを志向した。それ自体が平和な環境の上に成り立っているのだという気づきは，本書で取り上げた労働歌を必要とした過去の人々に存在する楽しい身体活動とは逆の苦しい，意図しない身体活動を克服するための人類の知恵でもあったと改めて知ることができる。筆者として，この 5 年間の間に蓄積された知見を含めて改訂版として「身体活動学入門」を続けるべきか，新たに仕切り直したものを世に出すか，迷っていたが，フィンランド発の polar 社 M430 の挑戦に触発され，入門の要素を残しつつ，今を生きるヘルス・サイエンスに関わる学徒ならびに現役の専門家の皆様に身体活動データの利活用を意識していただくことを念頭に再構成，章の追加を行った。その結果，前書と一線画した本として世に送りだすこととなった。ここに改めて三共出版　秀島社長の御助言に感謝します。本書の性質上，初学者にとっても身体活動学を理解するための導入項と，絶えず進歩する技術の応用・実践活用例を併存させねばならないことから，完成にはほど遠い。読者とともに本書も改定していかねばならないだろう。最後に本書が皆様のお役に立つことを祈念します。（2022 年春）

著者略歴

木村　朗（き むら　あきら）

1963 年福島県で生まれる

群馬県草津町で過ごし，京都大学医療技術短期大学部理学療法学科（現　医学部人間健康科学科）を卒業

大阪大学医学部附属病院理学療法部に勤務した後，琉球大学大学院保健学研究科卒業

SPSSJapan シニアスタティスティシャンを経て，聖隷クリストファー大学，大学院等に勤務。金沢大学大学院医学系研究科保健学専攻博士課程修了

現在，群馬パース大学リハビリテーション学部理学療法学科 教授，大学院保健科学研究科公衆衛生学領域博士後期課程医療科学領域生体機能区分 教授　現在に至る

博士（保健学）金沢大学，博士（保健学）女子栄養大学大学院，日本公衆衛生専門家，上級疫学専門家，理学療法士，糖尿病療養指導士，SCOPE メンバー，米国リハビリテーション医学会正会員，国際複合環境要因学会理事（Finland）ほか

実践　身体活動学（じっせん　しんたいかつどうがく）

2022 年 6 月 1 日　初版第 1 刷発行
2024 年 3 月 10 日　初版第 2 刷発行

©　著　者　木　村　　　朗
　　　発行者　秀　島　　　功
　　　印刷者　入　原　豊　治

発行所　三 共 出 版 株 式 会 社　東京都千代田区神田神保町 3 の 2
郵便番号 101-0051　振替 00110-0-1065
電話 03-3264-5711 FAX 03-3265-5149
http://www.sankyoshuppan.co.jp

一般社団法人 日本書籍出版協会・一般社団法人 自然科学書協会・工学書協会　会員

Printed in Japan　　　　　　　　　　　印刷・製本　太平印刷社

ISBN 978-4-7827-0813-2